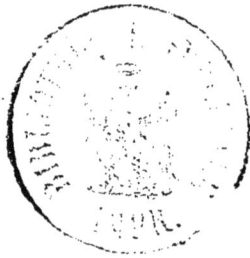

OBSERVATIONS

SUR QUELQUES

PHLEGMASIES

DE L'ESTOMAC,

DU FOIE ET DE LA RATE.

OBSERVATIONS

SUR QUELQUES

PHLEGMASIES

DE L'ESTOMAC,

DU FOIE ET DE LA RATE,

PAR M. AMABLE CHÈZE,

Docteur-Médecin de Paris, Membre-correspondant des Académies de Dijon, du Cap-Français (Haïti), des Sociétés de médecine de Paris, Lyon et Grenoble; ancien Chirurgien-major du Régiment de Berwick, et des Vaisseaux du Roi, à Chalon-sur-Saone.

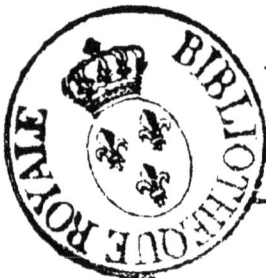

Les plus grandes pensées viennent du cœur.
Discours de M. de Montmorency,
à l'Académie Française.

A CHALON-SUR-SAONE,

DE L'IMPRIMERIE DE DEJUSSIEU, IMPRIMEUR DU ROI.

1826.

PHLEGMASIES

CHRONIQUES

DU FOIE ET DE LA RATE.

~~~~~~~~~~~~~~

PREMIÈRE PARTIE.

Avant de parler des obstructions (1) du foie et de la rate (induration), et des hydropisies qui en sont la conséquence, il est bon de dire un mot des gastro-entérites (2), qui concourent si puissamment à la formation de ces premières maladies.

Jusqu'au moment où M. Broussais a dessillé les yeux des médecins sur l'essentialité des fièvres, j'ai cru comme les autres praticiens, à l'existence des fièvres bilieuses, et du *causus*, ou fièvre ardente, maladies que j'ai eu occasion de traiter aux *Antilles*, et même en France, avec succès, par les débilitans. Depuis trois ans, imbu de la nouvelle doctrine physiologique, j'ai traité quelques *gastro-entériques* aiguës, par les mêmes moyens et avec un succès égal. Je pense donc

---

(1) Cet opuscule étant destiné pour les différentes classes de la société, j'ai cru devoir joindre l'ancienne nomenclature à la nouvelle.

(2) Inflammation de l'estomac et des intestins.

qu'il y a de l'analogie entre ces maladies, pour ne rien
dire de mieux dans ce moment.

M. *Poissonnier-Desperrières*, dans son ouvrage
sur les maladies des gens de mer, distingue deux espèces de fièvres ardentes. Sur dix-neuf sujets attaqués
de ces maladies, et que j'ai guéris, j'en ai choisi cinq de
la première espèce et trois de la seconde, que je regarde aujourd'hui comme des *gastro-entérites* très-
aigues, et causées par des alimens excitans réunis à
une température de 25 à 30 degrés *Réaumur*, dans
les jours d'hiver comme d'été, depuis 10 heures du
matin jusqu'à la nuit, au *Port-au-Prince*, lieu où j'ai
observé.

PREMIÈRE OBSERVATION.

En 1790, M. Bléjac, âgé de 30 ans, d'un tempérament sanguin, d'une haute stature et d'une forte constitution, peu de temps après son arrivée au *Port-au-
Prince*, fut atteint par une fièvre ardente. Appelé près
de lui, je reconnus les symptômes suivans : sa langue
était rouge, sa figure animée, les yeux injectés, la
fièvre intense avec dureté et tension de l'artère, la
peau moite, les urines rares et rouges, le ventre tendu,
la soif inextinguible, nausées et vomissemens de matières bilieuses. A défaut de sangsues dans cette région, j'eus recours à la saignée du bras; j'en portai le
nombre à six dans l'espace de trente heures ; la limonade d'orange amère nitrée, les bains de pied, pour
calmer la céphalalgie ; les lavemens émolliens, les cataplasmes sur le bas-ventre, ne firent que prévenir de
plus graves accidens jusqu'au 3 de la maladie. Ce dernier jour, je joignis aux autres moyens, les bains de

fauteuil et les bols tempérans avec le camphre et le nitre ; diète par continuation. Le 4, je profitai d'une petite rémission, pour donner au malade une limonade de tamarin récent, aiguisée de deux gros de sel d'Epsom en trois verrées, qui produisirent plusieurs selles bilieuses. Le redoublement du 5 fut bien marqué ; je continuai les bains de fauteuil et les bols tempérans. Le 6 répondit au 4 ; je récidivai le laxatif précité, qui eut le même résultat. Le 7, paroxisme de peu de durée. Le 8, la fièvre n'eut pas lieu ; (purgé avec un minoratif). Le 9, convalescence. La crème de riz et les bouillons maigres furent les seuls alimens les sept premiers jours ; à dater du 8, il commença le régime des convalescens.

SECONDE OBSERVATION.

M. Ribier, artiste de Paris, étant arrivé au *Port-au-Prince*, fut saisi par la fièvre ardente, dès le 4me. jour. C'était un homme d'une taille médiocre, mais d'une forte constitution et d'un tempérament sanguin. Appelé près de lui à huit heures du matin, lui trouvant une fièvre très-intense, la figure très-animée, le ventre tendu, la tête très-douloureuse, et des anxiétés, je lui fis cinq saignées au bras dans l'espace de 24 heures ; je jetai par la fenêtre l'émétique que lui avait apporté le docteur P. médecin du Roi. Il prit la limonade d'orange amère nitrée, les lavemens émolliens. On appliqua des cataplasmes sur le bas - ventre ; diète. Le paroxisme du trois fut marqué par un accès, où le pouls fut très-élevé mais souple ; le ventre, à la vérité, tendu, mais moins douloureux ; la peau fut moite, et les urines moins colorées. La rémission du 4 me per-

mit de donner un laxatif avec la crême de tartre soluble , qui lui procura deux selles bilieuses (1): le 7,
peu de fièvre ; le 8 , nouvelle et même purgation Le
9 , convalescence : même régime que chez le malade
précédent.

TROISIÈME OBSERVATION.

M. Girard , commis chez MM. Bertrand , négocians
au Port-au-Prince , d'un tempérament bilieux-sanguin,
arrivé de France depuis peu de jours , fut saisi par la
fièvre ardente. Il était âgé d'environ 23 ans. Prié de
lui donner mes soins, l'exploration me fit remarquer
les symptômes suivans : tête douloureuse , figure animée , anxiétés , insomnies , bas-ventre tendu et douloureux ainsi que les lombes , peau sèche et brûlante ,
pouls vif et tendu , langue belle mais rouge , nausées,
vomissement de bile poracée, soif inextinguible. Trois
saignées de bras en 24 heures , limonade d'orange
amère nitrée , bains de fauteuil , lavemens émolliens.
Le 3 , même intensité d'accidens. Le 4 , langue avec
un peu d'enduit jaunâtre et humectée , ventre moins
tendu ; trois gros de crême de tartre soluble en trois
verrées d'eau. Ce laxatif produit deux selles bilieuses.
Les accidens n'ayant pas augmenté le 5 , je répétai le
laxatif; deux nouvelles selles bilieuses en sont la suite.
Le 6 , évacué avec un minoratif infusé à froid ; six
selles bilieuses et muqueuses ont lieu. Le 7 , peu de
fièvre. Le 8 , apyrexie (2); répétition du laxatif. Le

(1) Le paroxisme du 5 fut moins intense que celui du 3.
Le 6 , rémission (minoratif).
(2) Sans fièvre.

9, convalescence ; même régime que chez les malades précédens.

QUATRIÈME OBSERVATION.

En 1787, M. Ménard arrivant de France, eut la fièvre ardente. C'était un homme d'environ 26 ans, bien constitué, d'un tempérament bilieux-sanguin. Il réunissait aux symptômes des malades précédens, une céphalalgie qui ne céda pas à trois saignées du bras, et qui fut calmée par les bains de pied répétés, réunis aux bols tempérans. Ces deux moyens opérèrent un relâchement général. Le 5, léger paroxisme. Le 6, je donnai un laxatif avec la crême de tartre soluble (cinq selles bilieuses). La figure qui avait été d'un rouge incarnat, les cinq premiers jours, fut à dater du sixième, et même pendant la convalescence, d'un jaune pâle. Le 7, paroxisme léger. Les 8, 10 et 12, il fut purgé avec un minoratif qui termina son traitement.

CINQUIÈME OBSERVATION.

En 1789, la femme du capitaine Raffin, dès le troisième jour de son arrivée au Port-au-Prince, fut atteinte de la fièvre ardente. Agée d'environ 27 ans, elle avait un tempérament sanguin-lymphatique. Sa langue était peu colorée, sans enduit muqueux: pouls plein et souple, la peau moite, face animée, urines limpides ; après lui avoir fait une saignée du bras, je la mis à l'usage de la limonade de crême de tartre soluble. Les accidens n'ayant pas augmenté le 2, je ne changeai rien au traitement. Le 3, elle eut un accès de huit heures, à la suite duquel elle mouilla une chemise. Le 4, je lui passai une teinture de casse, aiguisée de deux gros de sel de Glauber (sulfate de soude), en deux verrées, qui lui procura deux selles. Le 5, pas de fièvre; le 6, purgée avec un minoratif. le 7, convalescence.

SIXIÈME OBSERVATION.

M. d'Armancourt, commis au bureau de la marine, après un voyage fait en France en 1787, fut attaqué d'une fièvre ardente à son arrivée au Port-au-Prince. Ce jeune-homme, âgé de 23 ans, d'un tempérament sanguin-bilieux, était bien constitué. Appelé pour le voir à la fin du premier jour, je lui trouvai la face animée, le pouls vif et plein. Il était altéré; la langue était rouge, la peau brûlante, les urines rouges, le ventre resserré et tendu, l'épigastre douloureux; il avait des anxiétés, des vomissemens bilieux. Je lui fis deux saignées du bras, pour calmer l'érétisme nerveux. Je mis en usage les bains de pied, les lavemens émolliens, des cataplasmes de même nature sur le bas-ventre; il but abondamment d'une limonade d'orange amère nitrée; les bols tempérans furent administrés. L'intensité des accidens, les 2me. et 3me. jours, firent continuer les mêmes prescriptions. Je profitai de la rémission du 4, pour passer au malade un laxatif avec la crême de tartre soluble, qui l'évacua deux fois. Le 5 fut marqué par un accès de fièvre qui dura quatorze heures. Pendant ce laps de temps, il prit sa limonade, un lavement et deux bols tempérans, une crême de riz. La rémission du 6 fut bien marquée; j'en profitai pour lui passer 6 gros de crême de tartre soluble dans 4 verrées d'eau : trois selles bilieuses; bouillon maigre.

Le paroxisme du 7 fut de courte durée. Le 8, il prit un minoratif; le 9, peu de fièvre; le 10, convalescence.

L'appétit ayant reparu, il prit une soupe et un œuf frais dans la journée. Le 11, ses forces lui permirent de se promener dans sa chambre; il prit un peu plus de nourriture. La nuit de ce jour au 12, il eut commerce avec une femme qu'il connaissait déjà; ce qui augmenta l'irritation de l'estomac. Le 12, il mangea une certaine quantité d'omelette, qui lui donna une indigestion; la fièvre se renouvela sous l'influence de ces différens excès. Les soubresauts dans les tendons des poignets, les angoisses, le météorisme du bas-ventre, le délire enfin, arrivèrent. M. Berger, mon confrère, me fut alors adjoint. Les anti-spasmodiques, les vésicatoires qui furent employés, ne produisirent que peu d'effet. Les défaillances, les sueurs froides survinrent; puis la mort, qui arriva le septième jour de la rechute.

Cette maladie que j'ai classée parmi les fièvres ardentes, doit être appelée d'abord gastro - entérite aigue qui, ayant d'abord été combattue avec efficacité, a été renouvelée par les excès du malade, et compliquée d'une encéphalite (1), qui devint funeste à ce jeune-homme. Les imprudences que commettent les malades dans ce cas, leur cause une mort prompte, dans ce climat délétère. J'en ai vu deux autres exemples à la suite de fièvres rémittentes, pernicieuses-épidémiques. Je vais rapporter trois observations de la deuxième espèce de fièvre ardente, qui sont également des gastro-entérites très-aigues.

_____

(1) Inflammation du cerveau et de ses membranes.

PREMIÈRE OBSERVATION DE LA SECONDE ESPÈCE.

En avril 1787, Mlle. Jeanne d'Albert me fit prier d'aller chez elle pour voir un créole de l'Artibonite, arrivant de France, âgé d'environ 22 ans, d'un tempérament bilieux-sanguin. Il avait la figure animée, la langue rouge, la peau sèche et brûlante, le pouls plein et vif, le ventre tendu, les hypocondres élevés; ses urines étaient rares et rouges; il éprouvait de la céphalalgie, des anxiétés, des vomissemens de bile poracée. Il y avait insomnie et prostration des forces. Comme ce n'était que le deuxième jour de la maladie, je lui fis deux saignées du bras; je prescrivis un bain de fauteuil, des lavemens et des fomentations émollientes et une limonade d'orange amère nitrée. Le 3 au matin, les vomissemens augmentèrent, et le malade se plaignit de douleur à la fossette de l'estomac, décrite par M. Desperrière, comme un des symptômes de la deuxième espèce de fièvre ardente. Il eut plusieurs défaillances; son pouls était dur et tendu. Je pratiquai une troisième saignée. Je mis en usage une potion anti-spasmodique, avec 6 grains de camphre, du nitre, et quelques gouttes de liqueur de Mlle. d'Hoffmann, dont il prit une cuillerée de deux en deux heures. La réunion de ces deux moyens calma les accidens; le pouls fut plus souple; les urines moins rouges et plus abondantes, la peau moite et la respiration plus aisée. Le 4, il eut une rémission de cinq heures; je lui passai une limonade de crême de tartre nitrée; on continua la potion, les fomentations et lavemens émolliens. Pendant le paroxisme, il prit un bain de pied, pour diminuer le mal de tête. Le redou-

blement du 5, fut plus court que celui du 3, et se termina par une petite sueur. Le 6, rémission ; six gros
de crême de tartre soluble dans quatre verrées d'eau
(trois selles bilieuses) ; le 7, il fut purgé avec un minoratif. Le 8, convalescence.

DEUXIÈME OBSERVATION.

Au mois de juin 1789, M. de Saqui, capitaine de
haut-bord, en relâche au Port-au-Prince, vint me chercher pour voir Mme. son épouse, sœur de madame de
Sassenay, arrivant de France avec lui. C'était une
jeune personne de 19 ans, de beaucoup d'embonpoint,
d'un tempérament bilioso - sanguin ; elle était malade
depuis trente-six heures ; je lui trouvai la figure rouge ;
elle avait de la céphalalgie ; langue avec enduit un peu
jaune et humectée, bouche amère. Elle était altérée,
avait des nausées et vomissemens de matières bilieuses,
urines rares et colorées, ventre tendu, peau moite.
Je pratiquai une saignée au bras ; elle prit des bains
de fauteuil et de pied, une limonade d'orange amère
nitrée, diète. Le 3, quelques soubresauts des tendons
des poignets, des anxiétés, la douleur à la fossette de
l'estomac, ce qui me détermina à mettre en usage les
bols tempérans, avec le nitre et le camphre, et les autres moyens de la veille. Le 4, vu l'apyrexie, je me
proposais de donner à la malade un laxatif, quand elle
m'annonça que ses règles paraissaient ; alors, eau vineuse, bols tempérans, bouillons maigres. Les 5, 6
et 7, peu de fièvre ; même prescription que le 4. Le
8 au matin, les menstrues ayant cessé, j'administrai à
la malade deux verrées laxatives, qui procurèrent trois
selles bilieuses ; un lavement donné avant le paroxisme

2

du soir, fut suivi de deux nouvelles selles bilieuses fétides. Le 9, accès de six heures seulement; la peau fut moite, et les urines eurent un sédiment. Le 10, la malade se trouvant assez bien, s'embarqua avec M. son mari, pour le Cap-Français, lieu de sa station. La mer produisit une légère révolution, sans suites fâcheuses.

TROISIÈME OBSERVATION.

. M. Cléry, clerc du sieur Bourget, procureur, de retour de France, eut la fièvre ardente (2e. espèce). Agé de 24 ans, il avait un tempérament bilioso-sanguin; son pouls était plein, dur et tendu, ses yeux étincelans, la langue un peu rouge, sans enduit; il avait des anxiétés, la douleur dans la fossette de l'estomac, des nausées et vomissemens de bile poracée. (. Deux saignées au bras, à la fin du premier jour); des bains de pied, des lavemens émolliens; une limonade d'orange amère nitrée, furent les moyens employés pendant les trois premiers jours, concurremment avec la diète. Le 4, rémission : teinture de tamarin aiguisée d'un gros de sulfate de magnésie (sel d'Epsom). Le 5, paroxisme plus faible que le 3 (limonade de crême de tartre). Le 6, rémission : demionce de crême de tartre soluble en deux verrées; 4 selles bilieuses). Le 7, paroxisme de quatre heures seulement (lavement avec une décoction de casse). Le 8, purgé avec un minoratif. Le 9, paroxisme de deux heures. Le 10, purgé comme le 8. Le 11, convalescence. Les bouillons maigres et les crêmes d'avoine, ont été les seuls alimens les dix premiers jours, comme chez tous les autres malades.

Voulant abréger ce que je pouvais dire sur les fièvres

aigues de St-Domingue, je terminerai cet article par l'observation d'une fièvre jaune, choisie parmi celles que j'ai eu occasion de traiter au Port-au-Prince, et une observation sur le typhus-ictériode.

OBSERVATION SUR LA FIÈVRE JAUNE.

En 1787, M. Coustard, commandant du Port-au-Prince et de la partie de l'ouest de la colonie, me pria de donner mes soins chez lui, à Mlle. Silègue qui arrivait de France. C'était une personne d'environ 26 ans, d'un tempérament bilieux - lymphatique. Elle éprouvait du malaise, des horripilations auxquelles succédait de la chaleur. Son pouls était fréquent sans dureté; sa langue belle, la peau moite, ses urines un peu jaunes. Les anxiétés, l'insomnie, le dégoût, se joignaient aux autres symptômes (limonade de crême de tartre en grand lavage). Le 3, prostration des forces, pesanteur de tête, constriction à la poitrine. Elle se met au lit à dix heures du matin (même limonade du 2). Le soir, paroxisme, pouls dur et élevé, peau couverte de taches violettes. Les tempes, le bas des paupières, le cou, eurent une teinte jaune ; urine safranée ; agitation, insomnie : diète, limonade de crême de tartre (deux selles bilieuses). Le soir, paroxisme, roideur du pouls : potion camphrée par cuillerée de deux en deux heures ; un demi-gros de quinquina dans trois cuillerées d'eau froide dans l'intervalle, aussi de deux en deux heures ; un lavement avec deux gros de quinquina de Saint - Domingue (indigène). Le 5, pouls petit et concentré, soubresauts aux tendons des poignets, vomissemens de matières noires, hoquet, ventre balonné, hypocondres

élevés (même prescription du 4, sauf la crême de
tartre qui est remplacée par l'eau vineuse ; deux em-
plâtres-vésicatoires aux jambes). Le 6, même intensité
de symptômes. Il sort beaucoup de sérosité jaune des
vésicatoires : même traitement ; tisanne de graine de
lin avec addition d'une cuillerée d'eau de fleurs d'oran-
ger par verrées. Le soir, ne voyant aucun changement,
deux nouveaux vésicatoires sont appliqués aux bras.
Le 7, même état : continuation des mêmes moyens ;
je lève les deux derniers vésicatoires qui excitent la
sensibilité de la malade : j'en augure bien. Les lavemens avec le quinquina, procurent deux selles bilieuses. Les 8 et 9, peu de changement : même traitement. Le 10, les vomissemens furent moins fréquens,
les matières moins colorées, la suppuration des vésicatoires plus louable : même prescription ; trois bouillons maigres à l'oseille. Du 12 au 14, le mieux se sou-
tint et la maladie fut jugée. Je continuai néanmoins le
quinquina à petites doses jusqu'au 21, que commença
la convalescence ; pendant ces derniers jours, la malade prit des bouillons maigres et des crêmes de riz.
Le 22, elle fut purgée avec un minoratif ; elle commença alors le régime des convalescens. Cinq ans
après, je la vis à Nantes, jouissant d'une bonne santé.

La fièvre jaune de Mlle. Silègue, me paraît être une
gastro-entéro-hépatite. Si je n'ai pas pratiqué la saignée chez cette malade, c'est 1°. vu son tempérament
lymphatique ; 2°. qu'elle avait eu ses menstrues, peu
de jours avant l'invasion de la fièvre ; 3°. qu'elle est
tombée promptement dans un état asthénique, qui m'a
forcé d'avoir recours aux quinquina et anti-spasmodiques et aux vésicatoires. Cette fièvre était sporadique;

Parmi un assez grand nombre de typhus, que j'ai
guéris au Port-au-Prince, et dont la plupart ont simulé
la fièvre jaune, je ne rapporterai que l'observation
suivante, pour prouver les bons effets du quinquina
indigène à S. Domingue ; la voici :

OBSERVATION.

Au mois de février 1788, M. Bénard, négociant au
Port-au-Prince, parent de M. Wante, secrétaire de
M. de Marbois, intendant de Saint - Domingue, à la
suite de courses au soleil, et de peines morales, fut
atteint du typhus. Le 4 de la maladie, je fus appelé
pour lui donner mes soins ; il avait les symptômes suivans : soubresauts des tendons, anxiétés, prostration
des forces, douleurs aux lombes et à la tête, ventre
météorisé, bouche nauséabonde, langue avec enduit
épais et jaune, peau sèche, pouls intermittent (limonade d'orange amère nitrée, kina du Pérou en substance, un gros de deux en deux heures, potion camphrée dans l'intervalle). Le 5, pouls assez intermittent
pour le sentir disparaître trois à quatre pulsations de
suite ; déglutition gênée, urines rares et jaunes, sueurs
grasses et fétides (quatre vésicatoires, tant aux bras
qu'aux jambes ; autres moyens de la veille : graine de
lin en décoction dans un nouet, pour boisson). Le 6
au matin, les vésicatoires levés, donnèrent de la sérosité jaune ; au redoublement du soir, l'ictère parut
général ; le malade balbutia, chassa aux mouches
(carphologie), langue avec enduit noir, rotie ; le
hoquet et le délire existèrent simultanément ; le pouls
conserva son intermittence. (Lavement fait avec la
décoction d'une once de kina indigène ; apozème avec

une demi - once de l'indigène et autant de celui du
Pérou, dont demi-verrée fut donnée de deux en deux
heures; dans l'intervalle, on donna la potion camphrée
et de l'eau rougie nitrée pour boisson (continuation de
la diète absolue). Le 7, ictère encore plus complet,
mêmes symptômes de la veille, même traitement. Le
8 au matin, deux lavemens de kina indigène, furent
suivis d'une selle bilieuse fétide ; la suppuration des
vésicatoires fut visqueuse, les plaies d'un jaune bla-
fard, les urines d'un roux noir et fétides ; le pouls et
la tête furent dans le même état. Le 9, paroxisme,
pendant lequel le pouls eut des absences de cinq à six
pulsations de suite ; la face devint cadavérique, les
plaies des vésicatoires, d'un vert noir. La réunion de
tous ces symptômes, me fit désespérer du malade ;
malgré ce, je ne l'abandonnai pas : je vins même le
voir à minuit. Je le mis alors au kina indigène seul,
en apozème, comme j'avais fait jusqu'alors en lavement ; deux cuillerées pures de bon vin de Bordeaux
furent administrés dans l'intervalle des autres moyens.
Le 10, les accidens furent moins intenses ; deux lavemens de kina indigène procurèrent deux selles bilieuses et fétides. A dater du 11, le pouls fut plus régu-
lier, la langue plus humectée, la suppuration plus
louable ; bref, le mieux s'accrut de jour à autre, jusqu'au 21, que la maladie fut complettement terminée.
Les bouillons maigres à l'oseille, et la crême de riz,
furent jusqu'à cette époque, tous les alimens que je
permis au malade. Pendant la convalescence, je continuai le quinquina du Pérou, à petite dose, comme
cordial et fébrifuge, afin de soutenir les forces, et
prévenir une fièvre de convalescence ; ce qui est très-

commun dans ce climat, excitant pour les Européens, et débilitant pour ceux créolisés.

Quant aux deux espèces de fièvres ardentes, je n'hésite pas aujourd'hui à les regarder comme identiques avec la gastro-entérite aigue de nos climats ; ce qui me le prouve, sont 1°. la plupart des causes ; 2°. les symptômes ; 3°. le traitement par les débilitans dans la 1re. période, les laxatifs dans la seconde ; enfin, la guérison dans la troisième.

Je vais présentement rapporter des observations sur deux gastro - entérites compliquées, la première par une phlegmasie très-aigue de la poitrine ; la seconde, par une affection cérébrale, traitées à Chalon S. S.

PREMIÈRE OBSERVATION.

En octobre 1823, mon épouse âgée de 46 ans, prenant habituellement du café au lait, ce qui la nécessitait de se purger deux fois dans l'année, si elle voulait éviter une fièvre catarrhale-bilieuse (gastrite compliquée), ayant négligé de le faire, elle éprouva, le 20 de ce mois, à 7 heures du matin, un frisson qui la força à se coucher. Bientôt les symptômes suivans se déclarèrent, et augmentèrent graduellement avec la plus grande rapidité : fièvre intense, avec céphalalgie accablante ; angoisses, dyspnée, douleur intolérable au côté gauche de la poitrine (infusion de fleurs de violette, diète). A midi, prostration des forces, langue rouge, urines rares, peau moite qui n'apporte aucun calme. A 10 heures du soir, la langue est fuligineuse sur les bords ; le centre est rouge et sec ; les dents et les lèvres sont croûteuses ; l'oppression est extrême. Je veux appliquer des sangsues sur le thorax ;

la malade les repousse ; je lui propose une saignée au bras; même réticence de sa part. Un confrère, appelé en consultation, parvient à la décider à une saignée du bras, qui se pratique à l'instant; car le danger était alors imminent; il était 7 heures du matin. Ce même confrère partage mon avis pour un petit-lait laxatif, qui lui est administré à 9 heures. La saignée avait peu diminué les accidens. Ce laxatif procura plusieurs selles bilieuses fétides qui soulagèrent beaucoup la malade. Le point de côté ne la fatiguait plus ; la fièvre enfin, se calma, la langue s'humecta; tous les symptômes formidables disparurent à 2 heures après midi. Le 2e. jour ; le mieux fut tel, que je ne pus que porter un bon pronostic de cette grave maladie. Le 3, bouillons de veau, deux lavemens, une crème de riz, un bouillon gras; peu de fièvre. Le 4, purgée avec un minoratif; le 5, convalescence.

- La maladie étant inflammatoire, j'ai insisté sur la saignée, que j'ai voulue forte ; elle avait un double motif qui était, 1°. une suppression menstruelle depuis deux mois, époque où elles variaient pour se perdre insensiblement; le 2e. les symptômes inflammatoires non-équivoques de l'estomac et de la poitrine.

Partisan d'un sage éclectisme, j'adopte la doctrine physiologique actuelle, sans abandonner les principes thérapeutiques anciens, qui m'ont guidé dans une pratique heureuse pendant 46 ans, sans rejeter l'usage des sangsues (moyen d'ailleurs, dont on abuse beaucoup aujourd'hui). J'ai recours quelquefois à la saignée, comme un moyen beaucoup plus prompt, et j'ose dire, plus sûr, lorsqu'il faut produire une révulsion urgente. Il est une foule de circonstances dans les maladies inflammatoires, où ce procédé doit avoir la préférence sur les sangsues. La saignée a-t-elle tout fait chez cette dernière malade ? Non, car elle n'a éprouvé qu'un léger soulagement après l'opération, tandis qu'après les deux premières évacuations produites par le laxatif, elle a été beaucoup soulagée, et a même en partie été guérie après son entier effet.

Voici un second exemple des bons effets de la saignée, combinée avec les laxatifs, dans un cas de gastrite compliquée.

DEUXIÈME OBSERVATION.

En mai 1825, le sieur Flamand, manœuvre à Chalon S. S., âgé d'environ 30 ans, d'un tempérament sanguin, faisant excès de boissons alcoholiques, m'envoya chercher pour lui donner mes soins. Il avait une céphalalgie intense, la figure allumée, la langue un peu rouge et belle, le pouls plein et accéléré ; il éprouvait de l'engourdissement dans toute la partie droite du corps : (limonade, sangsues à l'anus, bains de pieds sinapisés). Petite rémission ; layement légérement purgatif. Le soir, paroxisme ; un peu d'agitation aux extrémités abdominales (sangsues près des jugulaires); rémission jusqu'à minuit ; alors vertiges, mouvemens spasmodiques aux mêmes extrémités, délire ; le malade se sauve et vient me trouver chez moi à 5 heures du matin. Je l'engage à regagner son lit, et je le suis. Bientôt arrive un consultant qu'on a été chercher ; nous convenons d'une saignée de pied qui a lieu dans l'instant (car j'avais ordonné en arrivant, de faire chauffer de l'eau); elle produit du calme. La journée se passe assez bien ; le malade prend un layement. Au paroxisme du soir, il y a encore un peu d'agitation ; le pouls est plein et un peu fébrile ; la tête est pesante ; il y a des vertiges ; nous pratiquons une forte saignée du bras. Le 4, à cinq heures du matin, je trouve le malade tranquille ; la langue est un peu jaunâtre, avec un léger enduit (deux verrées laxatives, comme chez la malade précédente, qui donnent 6 selles bilieuses). Le 5, bouillon de veau, lavement purgatif. Le 6, purgé avec un minoratif ; le 7, convalescence.

Cette maladie m'a paru une gastrite aigue, compliquée d'affection cérébrale, produite par un régime excitant. Les saignées du bras et du pied ont produit un effet que les sangsues n'avaient pas même atténué ; la purgation dans cette maladie, n'a été qu'un auxiliaire qui, je pense, a prévenu une rechute, et peut-être une hémiplégie.

Il est des gastrites aigues avec des signes inflammatoires, où on peut se dispenser des émissions sanguines, mais non des laxatifs ; l'observation suivante en sera une preuve.

TROISIÈME OBSERVATION.

M. Almelet, négociant à Chalon-sur-Saone, homme sédentaire dans son bureau, avait acquis en peu de mois une réplétion qui me donna des inquiétudes pour lui, et que je ne lui laissai pas ignorer. Il m'en remercia ; mais il se fit illusion sur sa position. Dans le courant de mai 1825, il eut pendant la nuit des vomissemens, de la céphalalgie, des douleurs à l'épigastre et de la fièvre. Sa langue était rouge, son cou gonflé, la face enflammée ; ce qui l'engagea à me faire venir. (Sirop de limon, alternativement avec du petit-lait

simple , lavement émollient , diète ; le soir , crême
d'avoine). Le 2 , même intensité de symptôme ; je propose les sangsues à la région de l'estomac ; mais le malade refusant ce moyen, j'eus recours au petit-lait laxatif dont j'avais fait usage dans une entérite des plus aigue, dont je le guéris il y avait 22 ans. Je cédai donc à
son désir, d'autant plus volontiers que j'usai (actuelle-
ment) de ce moyen avec succès , sur beaucoup de
malades. Le petit-lait laxatif donna lieu à cinq selles
bilieuses et fétides , qui soulagèrent beaucoup le malade. Le 3, paroxisme léger, pendant lequel il éprouva
une assez grande douleur dans les parties précordiales;
insomnie, langue moins rouge : petit - lait simple le
matin , sirop de limons dans le jour , bouillons légers
ou crême d'avoine, lavemens émolliens : un peu plus
de sommeil. Le 4, répétition du laxatif : huit selles
bilieuses, toujours avec odeur ammoniacale ; petite
soupe, crême d'avoine; sommeil pendant la nuit. Le 5,
paroxisme léger : même prescription du 3. Le 6, nouvelle répétition du petit - lait laxatif (neuf selles de
même nature) : beaucoup de mieux ; un peu plus de
nourriture : sommeil de six heures pendant la nuit.
Le 7, apyrexie, douleur très - légère dans l'enceinte
de la poitrine : bouillon de veau , lavemens émolliens;
trois petites soupes que le malade prend avec plaisir.
Le 8 , convalescence. L'appétit se faisant sentir, le
malade le satisfait un peu pendant quelques jours ;
alors une partie des symptômes précités se renou-
vellent. Je suis de nouveau appelé ; je prescris des
délayans , des lavemens, un grand bain , un régime
plus suivi , dont la continuation pendant quinze jours,
a produit l'effet désiré.

Au bout de trois semaines, M. Almelet ayant voulu
prendre des alimens sans choix, a fait une nouvelle
rechute, que j'ai traitée comme précédemment, par
les délayans et les laxatifs, qui ont eu le même succès.
Pour éviter une gastro-entérite chronique, et peut-être
une hépatite, je lui ai de nouveau, fait sentir toute
l'importance d'un régime légèrement débilitant; moins
d'application dans son bureau, et un peu plus d'exercice de corps.

Cette observation prouve, 1°. l'urgence des laxatifs
dans les phlegmasies de l'estomac ; 2°. de quelle né-
cessité il est pour le convalescent, de tenir encore pendant long-temps un régime doux, et d'observer les lois
de l'hygienne, s'il ne veut s'exposer à de nouvelles re-
chutes, et même à une phlegmasie chronique du systême abdominal (1). Suivant le procédé de M. Broussais, je fais fréquemment poser, dans les gastrites aigues, de 8 à dix sangsues au creux de l'estomac; plusieurs fois, le succès a été prompt; d'autres fois, j'ai
été obligé d'y revenir, et la maladie s'est prolongée ;
ce qui m'a donné des regrets de n'avoir pas pratiqué
la saignée dans ces cas - là. Beaucoup de praticiens,
croyant accélérer la marche de la maladie, multiplient
le nombre des sangsues, au point d'en faire poser 20,
30 et jusqu'à 60; font-ils bien ?... Un de mes confrères,
en pareil cas, en fit poser 25 à une jeune personne,
à l'épigastre; il en résulta un spasme qui désola la famille ; on vint me chercher pour y remédier; et j'usai
de tous les moyens adoucissans intérieurs et exté-

(1) Inflammation des viscères du bas-ventre.

rieurs, pour calmer les accidens produits par la piqûre de ces reptiles.

Il résulte de ces différentes observations, que les
fièvres désignées par les auteurs sous le nom de fièvres
bilieuses, fièvres ardentes ou causus, ne sont que des
phlegmasies de l'estomac et de ses annexes (les intestins, le foie, la rate); qu'elles doivent être combat-
tues par les anti-phlogistiques dans la première période, par les laxatifs dans la deuxième ; et si la guérison
ne s'opère pas du cinquième au quatorzième jour, en
suivant un traitement rationnel, on doit alors présu-
mer qu'il y a asthénie. C'est alors que les toniques
légers peuvent opérer la guérison plus ou moins
prompte, suivant une foule de circonstances que le
médecin doit apprécier, s'il ne veut voir la maladie
arriver à l'état chronique. Mais quand la maladie
se complique dans l'état aigu d'affection cérébrale, ce
que les anciens pyrétologistes désignent sous le nom
de fièvres jaunes, adynamiques, ataxiques, il doit
avoir recours aux révulsifs, quelquefois même aux
légers stimulans, comme j'en ai usé avec succès à
S. Domingue (1), et même en France.

Je vois dans ce moment, deux sujets qui ont eu des
gastrites aigues, qui ont été assez bien traités dans la
première période; leurs médecins leur ont donné soit le
quinquina, soit la quinine, dans la deuxième, au lieu
des laxatifs ; leur maladie a dégéneré en fièvre continue, avec hydropisie ascite, chez l'un de ces malades;
et l'autre étant dans même disposition, je l'ai guéri
avec deux minoratifs.

(1) Je donnerai par la suite les observations que j'ai recueillies sur les différentes maladies de cette contrée.

L'estomac est le premier foyer de la plupart des maladies, sous l'influence des causes qui agissent sur lui
idiopathiquement ou sympathiquement, le médecin
doit donc éviter tout ce qui pourrait le sur-exciter ou
le débiliter. M. Rayer, dans le dictionnaire de médecine, tome VIII, pages 306 et 307, s'exprime ainsi
dans l'article du ventricule :

« L'estomac est affecté, dans toutes les maladies ai-
» gues et dans un grand nombre de maladies chroni-
» ques. Interrogez l'état des organes chez un nombre
» déterminé de malades, il résultera bien constam-
» ment de cette exploration, que les affections de l'es-
» tomac sont plus fréquentes que celles du cœur et
» du poumon, malgré l'opinion de plusieurs patholo-
» gistes modernes, dont l'attention s'est trop exclusi-
» vement fixée sur les maladies des viscères thorachi-
» ques. Non-seulement l'estomac est très-souvent af-
» fecté, mais même l'observation clinique démontre
» que, dans un grand nombre de maladies, lorsque
» plusieurs organes sont souffrans, l'estomac a été pri-
» mitivement irrité, et qu'il est devenu le mobile de
» la majeure partie des phénomènes morbides. Lisez
» la plupart des observations particulières recueillies
» sur les maladies, et vous verrez que le dérangement
» des fonctions gastriques a le plus souvent précédé
» les symptômes fournis par les autres appareils; cette
» circonstance ressort même de l'étude des causes des
» maladies en général. La plupart d'entr'elles agissent
» directement sur l'estomac qui, d'un autre côté, reste
» rarement étranger aux actions morbides des autres
» organes. Ces diverses circonstances ont, avec rai-
» son, fait considérer ce viscère, comme l'introduc-

» teur de nombreux désordres dans les autres parties
» du corps, comme un centre d'association des souf-
» frances organiques ; et par cela même , il est devenu
» pour le médecin, un des indicateurs le moins équivo-
» que de l'invasion , des progrès, de la rémission et de
» la guérison des maladies. La fréquence des affections
» de l'estomac , les nombreux phénomènes sympa-
» thiques qu'elles suscitent dans les organes, la facilité
» avec laquelle elles multiplient les désordres , les ont
» fait long-temps méconnaître et regarder comme des
» maladies générales , des fièvres essentielles etc. Ce
» n'est que dans ces derniers temps, et sur-tout d'après
» les belles recherches de M. Broussais sur la gastrite
» et la gastro-entérite , que les maladies de l'estomac
» ont été étudiées avec toute l'étendue que réclamait
» l'importance de l'organe et la fréquence de ses lé-
» sions. Depuis lors, la connaissance de ces maladies,
» a exercé sur celles des autres organes la plus grande
» influence ; certains groupes de phénomènes mor-
» bides , appelés fièvres continues, ont été mieux
» analysés ; la part que les souffrances de l'estomac
» prenaient dans ces désordres, a été dévoilée ; les
» signes propres à un grand nombre de maladies ai-
» gues, ont été assignés plus rigoureusement que n'a-
» vaient pu le faire les anciens pathologistes, parce
» qu'ils avaient méconnu un grand nombre des carac-
» tères de l'inflammation de l'estomac, qui complique
» si fréquemment les autres phlegmasies. Ajoutons
» que , le peu de données que l'on possédait naguères
» sur les maladies de ce viscère, doit jeter la plus
» grande défaveur sur les résultats des expériences
» thérapeutiques rapportées par des pathologistes des

» siècles passés. La plupart d'entr'eux déposaient le
» plus souvent des remèdes dans le ventricule enflam-
» mé, dont ils ignoraient les sympathies ; et on pour-
» rait avancer à la rigueur, qu'il n'est pas un auteur
» qui ait tenu note exacte de l'état de l'estomac, au
» moment de l'expérience ; qui ait signalé, ou qui ait
» même cherché à apprécier les modifications que les
» médicamens introduits dans sa cavité, ont déterminé
» à la surface de la membrane muqueuse gastrique ».

Dans cette circonstance, je crois devoir rendre jus-
tice à la doctrine de M. Poissonnier-Desperrières, qui
écrivait il y a 60 ans, sur les fièvres ardentes de Saint-
Domingue, et pour cela, je rapporterai un passage du
tableau qu'il fait de la seconde espèce de *causus;* il est
extrait de mes observations sur les fièvres de cette colonie, dont une partie a été mentionnée.

« Pendant les deux premiers jours de cette maladie,
» lorsque le mal de tête, les douleurs dans les reins,
» dans la région du diaphragme, sont considérables;
» lorsque le ventre est tendu et douloureux, et que
» la chaleur est extrême; lorsque la soif est pressante;
» qu'il y a des nausées ou vomissemens de matières
» poracées, il faut faire des saignées de dix à douze
» onces seulement, c'est-à-dire, de deux palettes, pour
» ne pas trop affaiblir le malade, et le jeter dans un
» état d'affaissement qui lui nuirait; mais aussi, il
» faut les réitérer jusqu'à cinq à six fois dans ces deux
» premiers jours, en observant de les rapprocher les
» unes des autres, lorsque les accidens l'exigent, et
» cela, sans avoir égard aux sueurs et aux vomisse-
» mens.

» Les derniers sont, comme il a été dit en parlant

» des fièvres ardentes, l'effet de l'état de tension et de
» disposition inflammatoire , je dis d'éréthisme et de
» phlogose de l'estomac ; il faut donc bien se garder
» d'avoir recours aux émétiques qui l'augmenteraient ;
» les sudorifiques ne seraient pas moins nuisibles ».

Voilà , je pense , une partie de la doctrine de monsieur Broussais , pour les gastrites aigues , clairement
exprimée par un membre de l'ancienne Société royale
de médecine , lequel est mort il y a environ 30 ans.

M. Rayer termine son article sur l'estomac, par le
passage suivant , page 320 :

« L'estomac peut être considéré, sous un dernier
» point de vue, comme *medium* de l'action des mé-
» dicamens. La position de ce viscère au milieu des
» principaux organes de la vie , ses rapports intimes
» avec le foie, le pancréas et tout le systême abdo-
» minal ; ses connexions nerveuses avec le poumon et
» le cerveau etc., ont depuis long-temps fait pressentir
» sa haute importance pour médicamenter l'économie,
» et propager rapidement l'influence des remèdes dans
» toutes les parties du corps. Tous ces avantages ont
» paru si réels aux auteurs de matière médicale, qu'ils
» n'ont, pour ainsi dire, que l'estomac en vue, lors-
» qu'il s'agit d'une médication. Mais, ce n'était pas
» assez d'avoir reconnu que l'action des médicamens
» était toute - puissante sur ce viscère ; que, par ce
» moyen , on pouvait agir sur tous les autres points
» de l'organisation ; il fallait, avant de tenter des ex-
» périences de matière médicale et de thérapeutique,
» fixer les bases de la pathologie sur la connaissance des
» états morbides des principaux organes ; et il eût fallu
» sur-tout, que le ventricule qui recevait la première

4

» impression de l'action des remèdes, et qui, par ses
» sympathies puissantes, devait les transmettre, eût
» d'abord été étudié, sous le rapport pathologique et
» physiologique, avec toute l'attention que réclame
» son importance sous ce double point de vue ».

Ce que je viens de dire des affections aigues de l'estomac et des intestins, me conduit naturellement aux
maladies chroniques de deux de leurs annexes (le foie
et la rate), avec lesquels ils ont autant de rapports.
M. Mérat (dictionnaire des sciences médicales, t. 16,
p. 105 et 106), parlant de l'hépatite chronique et de
ses terminaisons, regarde celle par suppuration, comme très-rare ; et il passe ensuite à celle désignée sous
le nom de squirre, engorgement, induration (obstruction), et s'exprime ainsi :

« Je réunis ces trois expressions que les auteurs con-
» fondent, et auxquelles ils attachent le plus souvent
» la même valeur ; elles signifient à leurs yeux, une
» dureté plus grande du tissu hépatique, réunie avec
» une sorte de racornissement, souvent avec un chan-
» gement en plus ou en moins dans le volume, et par
» fois, avec une altération de la couleur naturelle de
» l'organe. Dans l'induration du foie (obstruction)
» qui, suivant moi, est l'expression convenable, ce
» tissu n'est pas visiblement altéré, il a acquis seule-
» ment plus de densité ; ce qui le prive d'exercer les
» fonctions auxquelles il est appelé, ou du moins il
» ne les remplit que très-imparfaitement. C'est cette
» terminaison de l'hépatite chronique, qui offre le
» moins de symptômes au médecin observateur, et
» qui est par conséquent la plus difficile à caracté-
» riser, à moins que le foie n'ait acquis plus de vo-

» lume ; car alors , le tact peut aider le diagnostic.

» C'est souvent à cette affection du foie, qu'il faut rap-

» porter les ascites (hydropisies) qu'on observe très-

» fréquemment dans les maladies de cet organe , et

» dont on a tant de peine à trouver l'origine. Les fiè-

» vres intermittentes produisent souvent l'inflamma-

» tion latente du foie ; de là, le volume qu'il acquiert,

» l'engorgement, comme le disent les praticiens, qui

» succède à ces fièvres ».

Plus loin , il continue ainsi :

« Il est difficile d'expliquer la relation qu'il y a en-

» tre les engorgemens résultant de l'inflammation

» chronique du foie , et l'épanchement de sérosité

» dans l'abdomen qui le suit; mais ces deux affections

» existent presque toujours simultanément ; et il est

» rare de voir l'une sans l'autre. Serait-ce à l'abon-

» dance des lymphatiques dans le foie qui, lésés eux-

» mêmes , lorsque ce viscère l'est, produirait la con-

» gestion séreuse? Serait-ce le trouble que la circula-

» tion hépatique doit éprouver nécessairement, circu-

» lation qui est considérable dans ce viscère , comme

» nous l'avons dit dans la description du foie , qui

» serait le motif de cet épanchement? Il est difficile

» de se décider entre ces deux causes. Peut-être , l'une

» et l'autre cause y concourent-elles. Les maladies des

» autres viscères abdominaux, peuvent aussi produire

» des ascites. Mais, la rate , le foie sur-tout , engen-

» drent par leurs aberrations morbifiques , les trois-

» quarts de ceux qu'on observe; et comme ces lésions

» sont presque toujours incurables , il en résulte que

» l'épanchement séreux, qui n'est que la conséquence

» de ces lésions, est lui-même rarement susceptible

» de guérison. On parvient quelquefois à faire éva-
» cuer la sérosité ; mais elle se reforme aussi-tôt, à
» cause de la permanence de la lésion organique, à
» laquelle on ne peut remédier ».

L'on voit par les passages de M. Mérat, que je viens
de rapporter, que l'art de guérir n'a pu trouver jusqu'à
ce jour, des moyens curatifs contre ces deux maladies.
Cependant, après avoir long-temps médité sur les
causes et les effets de ces affections, j'ai eu recours à
l'analogie et à l'observation ; et je suis insensiblement
arrivé à des résultats avantageux dans le traitement de
ces maladies. Je les ai soigneusement notés, et je crois
devoir aujourd'hui les rendre publics.

Le traitement des obstructions (avec ou sans hydropisie), est à peu près le même ; mais, dans cette dernière maladie, il faut d'abord lever l'obstacle qui s'oppose à l'effet des moyens thérapeutiques et hygiéni-
ques, en évacuant les eaux contenues dans le bas-
ventre (dans l'ascite). On y parvient par deux procédés différens : 1°. par les diurétiques et les purgatifs ;
2°. par la ponction. Les deux premiers moyens sont
des agens perturbateurs, qui souvent augmentent la
la phlegmasie des viscères obstrués, provoquent ou
augmentent celle des voies digestives ; tandis que la
ponction n'excite qu'une irritation locale, et fait cesser
promptement la macération des viscères abdominaux :
à la vérité, il est des sujets qui répugnent beaucoup
à l'opération ; on est alors forcé d'avoir recours à la
médication ; dans ce cas, je fais ajouter les émolliens
aux diurétiques, quand il y a de l'éréthisme.

Les eaux évacuées par l'un des moyens précités, on
donne des délayans, suivant les circonstances. On pres-

crit un régime plus ou moins analeptique, et nulle-
ment excitant; et ce, en raison des forces plus ou
moins affaiblies ; s'il y a eu quelques évacuations sanguines de supprimées , ou un état de pléthore naturelle chez le sujet , on pourra avoir recours aux émissions sanguines ; on passera ensuite à l'usage d'un ou
plusieurs laxatifs , suivant qu'il y aura plus ou moins
d'embarras dans les premières voies. Après ces remèdes
généraux , on mettra en usage , pendant trois et même
six jours , les toniques variés et dosés suivant l'âge, le
sexe, le tempérament du malade , ses habitudes , la
saison , le climat , l'ancienneté de la maladie , la nature de l'organe affecté , son volume , les complications etc. , choses auxquelles le médecin doit avoir
égard , s'il veut obtenir une guérison prompte , complette et durable. Si le cours des urines était diminué
par ces derniers moyens , on donnerait de légers diurétiques unis aux émolliens, suivant les circonstances;
car, les médicamens n'ont qu'une vertu relative ; c'est
donc un instrument dont le médecin se sert pour provoquer dans le corps malade , les changemens organiques propres à détruire la lésion pathologique qui
existe. On joindra aux moyens décrits ci-dessus , un
exercice modéré dans un air salubre ; évitant la forte
chaleur et la fraîcheur humide; le trop long sommeil,
notamment celui du jour ; il évitera de satisfaire son
appétit et les alimens excitans. Telle est la doctrine
que j'ai suivie , et qui m'a réussi sur plus de cinquante
malades , dont les observations vont suivre , en commençant par les hydropisies symptomatiques.

Chez les premiers malades que j'ai traités d'obstruction et d'hydropisie , j'usai de médicamens exotiques,

combinés avec les indigènes ; mais l'expérience et l'observation m'ont appris à mettre en usage ces derniers
seuls, ceuillis à propos et conservés avec soin ; j'en
augmente graduellement le catalogue ; et par la suite,
j'assignerai à chaque substance, le rang qu'elle doit
tenir, suivant son degré d'efficacité ; et j'en commu-
niquerai les résultats aux Sociétés savantes qui m'ont
honoré du titre d'associé correspondant. En attendant,
puissent mes travaux, arracher à la mort quelques
nouvelles victimes, concourir aux progrès de la science, et me mériter les suffrages des savans distingués
qui la cultivent.

OBSERVATIONS

Sur les engorgemens du foie et de la rate (obstruc-
tions) , accompagnées ou non d'hydropisie du
bas-ventre et de la peau (ascite et anasarque).

DEUXIÈME PARTIE.

Ire OBSERVATION SUR L'HYDROPISIE SYMPTOMATIQUE.

En floréal an x (1802), M. Lardet, propriétaire à
Messé, arrondissement de Chalon - sur - Saone, étant
attaqué d'anasarque (hydropisie de la peau), à la
suite d'obstruction (induration) à la rate et au moyen
lobe du foie, accompagnée d'une fièvre intermittente,
qu'il avait depuis plus d'une année, fut abandonné par
son médecin. Se voyant sans ressource, il suivit le
conseil de M. Fonteret, maire de la Charmée, qui, à
sa prière, vint me chercher. M'étant assuré de son
état, je lui promis guérison dans six jours; mon pronostic s'étant réalisé par l'usage des toniques (1), le 7e.
jour, il me vint voir à Chalon, à trois lieues de sa
demeure : c'était un homme de 50 ans, sec, bilieux-
lymphatique. Il a joüi pendant dix ans d'une bonne

---

(1) Un peu excitans.

santé ; et est mort, à ce que j'ai appris, d'une fièvre
ataxique (négligée) (authentique).

DEUXIÈME OBSERVATION.

En brumaire an xi (1803), la femme du sieur
Duguet, jardinier à Chalon - sur - Saone, âgée de 30
ans, à la suite d'une obstruction (induration), au
moyen lobe du foie et à la rate, accompagnée de fièvre intermittente, tomba dans l'hydropisie du bas-
ventre et de la peau (ascite et anasarque). Deux mois
de séjour dans l'hôpital de Chalon, et des soins reçus
chez elle, avaient été infructueux ; ayant été appelé
près d'elle ; je lui fis la ponction ; je tirai, d'une première fois, dix-huit bouteilles d'eau, et il s'en écoula
environ six bouteilles par la plaie. Je ne voulus pas
tirer tout le liquide d'une seule fois, crainte d'un affaissement trop subit des viscères des deux capacités.
Huit jours après, je fis une deuxième ponction, au
moyen de laquelle je tirai encore 12 bouteilles d'eau,
sans celle qui suinta par la plaie. Un minoratif, puis
des toniques pendant quatre jours ; ensuite, quelques
bouteilles de tisanne diurétique, ont parfaitement
guéri la femme Duguet qui, aujourd'hui premier février 1825, vingt-trois ans après sa guérison, jouit toujours d'une bonne santé, sans avoir eu depuis cette
époque, aucune atteinte de cette grave maladie.

Cette observation est authentique, et certifiée par
les autorités locales.

TROISIÈME OBSERVATION.

En ventôse an xi (1803), la femme du sieur Violot,
jardinier, âgée de 32 ans, à la suite d'une fièvre

quarte qui durait depuis huit mois, tomba dans l'ascite (hydropisie du bas-ventre); une obstruction (induration) au moyen lobe du foie et à la rate, en avait
été le prélude. Je lui fis d'abord la ponction, au moyen
de laquelle j'évacuai environ dix bouteilles d'eau, en
une seule fois ; et comme les viscères précités étaient
bien à découvert au tact, je lui administrai de suite un
minoratif ; puis, trois jours de l'usage des toniques,
qui guérirent celte maladie sans rechute. Il y a aujourd'hui 21 ans, que cette guérison a été opérée ; et
la femme Violot n'a point eu de rechute, et se porte
toujours très-bien, à Chalon où elle habite.

QUATRIÈME OBSERVATION.

La femme du sieur Lefranc, tisserand à Buxy près
Chalon - sur - Saone, âgée de 25 ans : c'était en 1803,
habitant fréquemment dans la cave où travaillait son
mari, ce qui débilitait la fibre chez une femme d'un
tempérament lymphatique ; ces causes réunies à une
nourriture grossière, lui causèrent une gastrite chronique (1), phlegmasie à laquelle le moyen lobe du
foie participa ; ce qui conduisit cette femme à une ascite (hydropisie du bas-ventre). Les premières voies
me paraissant tapissées de matières bilieuses et muqueuses, je la rafraîchis et la purgeai plusieurs fois ; je
lui administrai pendant trois jours, des toniques qui
firent disparaître cette maladie. Cette femme ayant été
trop tôt dans sa cave, et repris son régime ordinaire,
les pieds s'œdématisèrent ; ce qui fit craindre un re-

(1) Inflammation lente de l'estomac.

tour de sa maladie ; je lui prescrivis alors une tisanne diurétiqne, où je fis ajouter du cresson de fontaine, mais sans succès. Alors, j'eus recours aux toniques un peu actifs, qui la guérirent complettement et sans retour; car aujourd'hui, 2 février 1825, que j'écris cette observation, la femme Lefranc jouit toujours d'une bonne santé, sans avoir eu d'autre rechute que celle mentionnée ci-dessus.

CINQUIÈME OBSERVATION.

En mars 1805, madame Tupin - Saulieu, à Chalon-sur-Saone, âgée d'environ 36 ans, à la suite d'une suppression menstruelle (règles), por l'impression d'eau froide sur les pieds, en traversant un ruisseau, éprouva bientôt une tension considérable dans l'hypocondre droit. Ayant consulté un médecin célèbre, huit jours après son événement, (sans avoir employé aucune émission sanguine, ce qui donna le temps à la métastase de se former); ce docteur, ignorant sans doute la cause de cette maladie, prescrivit à la dame Tupin-Saulieu, à Chalon-sur-Saone, les bains domestiques, qu'elle prit au nombre de cent, même par une température assez froide. Ce moyen débilitant favorisa la congestion sanguine; bientôt survint une petite fièvre continue, avec insomnie, douleur tensive dans l'hyocondre droit. Elle reçut ensuite des soins de différens docteurs infructueusement. Une année après, je fus appelé vers la malade ; et je reconnus une poche flottante dans la région droite et moyenne de l'abdomen, que je considérai comme une hydropisie enkistée. Je fis la ponction à la partie déclive, et lui tirai sept bouteilles de pus louable ; je mis ensuite en usage les toni-

qués , qui rendirent la cure radicale. Quatorze mois
après , je vis madame Tupin , qui me parut jouir à Paris , d'une bonne santé ; néanmoins , jai appris depuis,
que ses règles s'étant de nouveau supprimées, sa maladie primitive menaçait de reparaître ; et je ne sais ce
qu'elle est devenue.

SIXIÈME OBSERVATION.

En vendémiaire an xii (1803), la femme du sieur
Carré , marinier du Canal du centre , âgée de 25 ans ,
enceinte de sept mois , tomba dans l'anasarque, à la
suite d'une fièvre quarte. Après l'avoir évacuée , je lui
administrai pendant trois jours des toniques ; puis ,
quelques tisannes diurétiques qui l'ont guérie sans retour. Aujourd'hui, 3 février 1825 , elle jouit toujours
d'une assez bonne santé , à Chalon-sur-Saone , qu'elle
continue à habiter avec son second mari , le sieur Fu-
zer , charpentier.

SEPTIÈME OBSERVATION.

En 1807 , je fus appelé à Chagny , pour madame
Sauvageot , âgée de 66 ans qui , à la suite d'une fièvre
quarte , avait une anasarque, que l'un des médecins de
Chagny , et un de Chalon-sur-Saone , avaient combattue infructueusement. Faisant l'exploration du bas-
ventre, j'y découvris un engorgement à la rate et au
moyen lobe du foie. Ayant été évacuée précédemment,
je lui donnai de suite pendant l'intermission , des toniques (1) qui, au quatrième jour, dissipèrent l'hydro-

_____

(1) Légérement excitans.

pisie , firent cesser la fièvre , et diminuèrent de moitié le gonflement des viscères précités ; les urines en assez grande quantité , étant encore un peu chargées de sédiment jaunâtre , je la mis pendant dix jours à l'usage des boissons diurétiques, et de deux bouteilles d'eau de Vichy , qui finirent le traitement et la cure de la maladie de madame Sauvageot, qui a joui d'une bonne santé pendant 18 ans, étant morte à 84 ans. (Authentique).

HUITIÈME OBSERVATION.

Peu de temps après la guérison de la malade ci-dessus , Mlle. Giboulet, sa nièce , à Remigny , près Chagny , à la suite d'une fièvre quarte , pour laquelle elle avait été traitée infructueusement , tomba dans l'anasarque.

Je lui fis d'abord prendre un minoratif, pour débarrasser les premières voies ; puis , je lui administrai plusieurs jours de suite , des toniques , pendant les intermissions , qui dissipèrent tous les symptômes de la maladie ; néanmoins , je lui fis prendre pendant quelques jours , une tisanne diurétique ; et depuis sa guérison , Mlle. Giboulet s'est mariée , et a plusieurs enfans qui , ainsi qu'elle, jouissent d'une bonne santé. (Authentique).

NEUVIÈME OBSERVATION.

M. le ci-devant commandeur Boyelleau , chez monsieur son frère, législateur à Chalon-sur-Saone (c'était en 1807) , après avoir suivi pendant l'absence de ce dernier , un régime excitant , fut atteint d'une fièvre rémittente , et qui, par la continuation de la cause énoncée , dégénéra en intermittente. Appelé auprès de lui , je voulus le mettre à un régime convenable, le rafraîchir et l'évacuer ; mais le caractère irascible du malade, le rendit indocile à mes conseils; ce qui donna lieu à une phlegmasie des membranes séreuses de la poitrine , qui se termina par une hydropisie du côté gauche de cette capacité (hydro-thorax).

M. Boyelleau , législateur , de retour de Paris , voyant le danger éminent de son frère, et son indocilité , me proposa un consultant , ce que j'acceptai. M. Groffier qui fut choisi, ayant exploré la partie latérale gauche du malade , qu'il trouva infiltrée , joint à la toux sèche , la fièvre intermittente-quarte qui continuait , proposa les moyens ordinaires que l'on a mis en usage , mais dont j'annonçai l'inefficacité à monsieur Boyelleau , législateur , en présence de M. Poncet , receveur des impôts à Strasbourg , (pour lors à Chalon , son pays), ainsi que du consultant. Mon pronostic s'étant réalisé , et voyant au bout de huit jours , l'exaspération de tous les symptômes , mon confrère m'abandonna le malade , pour le traiter suivant mes principes. Dès le lendemain , je mis en usage les toniques un peu excitans , et les symptômes de l'hydropisie , ainsi que la fièvre , disparurent au bout de six jours ; et M. le commandeur fut convalescent. L'appétit augmentant avec les forces , notre malade prit de l'embonpoint, conséquemment se crut parfaitement guéri ; alors, il abusa tellement de son estomac ; en prenant à l'insu de son frère , soit du café au lait, soit du fromage de Gruyères , dont il mangeait des quarterons à la fois , même d'autres excitans , que la fièvre reparut , enfin tous les symptômes de l'hydro - thorax (hydropisie de poitrine) , malgré qu'il eût soin de cacher son état à son frère. Celui-ci s'en étant aperçu, me fit prier de revenir donner mes soins au malade. Après avoir évacué les premières voies, je mis en usage plusieurs nouvelles doses de tonique, qui le guérirent complettement ; néanmoins, je lui fis prendre des diurétiques pendant quinze jours. Il a vécu plusieurs années, et est mort de je ne sais quelle maladie ; car j'ai cessé d'être son médecin. Cette double observation est certifiée par M. Boyelleau, législateur.

DIXIÈME OBSERVATION.

Le fils du sieur Paray, marinier à Chalon-sur-Saone, âgé de 10 ans, c'était en 1808, eut une fièvre rémittente qui se termina le onzième jour ; néanmoins, il éprouva un petit ressentiment fébrile de jour à autre. L'appétit ayant reparu, cet enfant s'y livra, et prit même des excitans que lui permit sa mère ; ce qui ralluma la fièvre, dont les accès de tierce eurent beaucoup d'intensité ; malgré ce, il continua à beaucoup manger le jour apyrectique (intermission). Cette nouvelle fièvre, jointe au vice des digestions, causèrent un engorgement à la rate et au moyen lobe du foie ; et bientôt une petite collection séreuse se manifesta au bas-ventre (hydropisie). Le père qui arrivait de Lyon, croyant son enfant perdu, s'il restait à Chalon, voulut l'emmener dans cette première ville, pour le faire traiter. Mais, lui ayant annoncé que je pouvais le guérir, il consentit à me le confier ; toutefois, il voulut appeler en consultation M. Guenot de Mussy (aujourd'hui l'un des médecins de S. M. Charles x), homme très-instruit dans l'art de guérir. Mon collègue et moi, ordonnâmes des diurétiques, qui firent couler les uri-

nes, et diminuèrent le volume du bas-ventre : le consultant voyant du mieux, cessa ses visites. Comme je
me proposais de donner par la suite des toniques, que
l'expérience m'avait démontré être nécessaires pour
rendre la cure radicale quand il y a des indurations
(obstructions), je continuai les diurétiques encore
pendant quelques jours ; puis je lui administrai des toniques pendant quatre jours. Ce moyen, aidé d'un bon
régime, guérit radicalement cet enfant qui, aujour-
d'hui, 6 février 1825, est un jeune-homme de 5 pieds
7 pouces, et est au moment de se marier. Il n'a jamais
eu de ressentiment de sa maladie. (Authentique).

ONZIÈME OBSERVATION.

Le sieur Tavernes, maçon à Chalon-sur-Saone, à la
suite d'une fièvre intermittente, et d'obstruction au
moyen lobe du foie et à la rate, pour lesquelles il n'a-
vait subi aucun traitement, tomba dans l'hydropisie
du bas-ventre (c'était en 1809). Cet homme âgé de 32
ans, d'un tempérament bilieux - lymphatique, avait
les premières voies tapissées de matières bilieuses,
muqueuses, ce qui nécessita l'usage de plusieurs pur-
gations : ses urines étant rares et briquetées, je le mis
à l'usage des diurétiques pendant trois semaines, ce
qui diminua son ventre de moitié, par la quantité d'u-
rine qu'il rendit ; alors, il me fut facile d'explorer les
indurations qui étaient la cause de l'ascite. Ma première indication remplie sans ponction, comme chez
les deux malades précédens (vu l'état des forces où ils
se trouvaient tous les trois), je passai à Tavernes,
pendant plusieurs jours, des toniques, qui finirent la
cure de cette hydropisie symptomatique. Il y a aujour-

d'hui 16 ans, que cet ouvrier est guéri. Il habite toujours Chalon-sur-Saone, et jouit d'une bonne santé,
sans avoir eu aucune atteinte de sa maladie.

DOUZIÈME OBSERVATION.

La même année 1809, le sieur Quimolot, tonnelier
à Beaune, ayant envoyé à Chalon-sur-Saone, son enfant âgé de 5 ans, chez son grand-père Drau, serrurier,
je fus prié de lui donner mes soins. Il avait une hydropisie du bas-ventre (ascite). L'enfant, gâté et indocile, ne voulut jamais prendre les remèdes que je crus
convenables à sa maladie, qui étaient, 1°. des vermifuges associés aux purgatifs, vu les symptômes de sa-
burre et de vers dans les premières voies ; 2°. les toniques. Alors, je me déterminai à les lui faire administrer en lavemens. Pour ce faire, une femme forte le
tint entre ses jambes, et une deuxième lui administra
pendant huit jours, de deux jours l'un, un lavement le
matin à jeun, et un, deux heures avant un léger sou-
per : je fus obligé d'alterner, vu la présence d'une fièvre tierce. Après ces évacuans qui firent rendre beaucoup de bile et de glaires, et même trois vers lombri-
coïdes, j'usai du même procédé pour lui faire prendre
des toniques, après avoir vuidé les gros intestins avec
un lavement d'eau de mauves. La combinaison de ces
moyens, réussit complettement à guérir cet enfant, qui
est venu à l'âge de 15 ans, conséquemment, dix ans
après sa guérison radicale, à Chalon, où j'ai eu occasion de le revoir.

TREIZIÈME OBSERVATION.

La veuve Falconnet, ayant eu une fièvre quarte pendant deux mois, fut atteinte d'une obstruction à la rate et au lobe gauche du foie ; insensiblement, il se forma une collection aqueuse dans le bas-ventre (c'était en 1809). Des chagrins exaspérèrent les symptômes de cette maladie. C'est alors que je fus appelé : une gastrite chronique avec enduit muqueux épais, inappétence, des urines rares et briquetées, me portèrent à prescrire des tempérans auxquels je fis succéder deux minoratifs en quatre jours. Quand j'eus combattu l'irritation et la phlogose, et que j'aperçus une sorte d'asthénie, je mis en usage des toniques, un peu excitans, pendant plusieurs jours ; et la malade recouvrit la santé, qu'elle conserve encore aujourd'hui 2 avril 1825, que j'écris cette observation, 16 ans après le traitement que je lui avais administré.

QUATORZIÈME OBSERVATION.

En 1811 , l'enfant du sieur Pugeaut, agriculteur à Perré, âgé de 7 ans, me fut présenté à mon passage en ce village ; il avait une collection d'eau assez considérable dans le bas-ventre (ascite). Présumant que les premières voies étaient tapissées de glaires et vers, ce qui causait cette maladie, je combinai (comme chez le petit malade précédent), les vermifuges avec les purgatifs, qui firent rendre des vers, beaucoup de bile et des matières muqueuses ; puis, pour évacuer les eaux, j'employai les diurétiques et un bon régime. La combinaison de ces différens moyens, fit baisser le ventre près de moitié, et rétablirent le cours des urines, auparavant rares et bourbeuses. Ayant alors exploré le bas-ventre, la rate avait le triple de son volume naturel et très-rénitente. Je lui administrai en boisson des toniques, dont l'effet produisit en peu de jours, la diminution de moitié dans le volume de la rate, qui disparut insensiblement au toucher. Quatre ans après, je vis cet enfant qui jouissait d'une bonne santé.

La même année 1811, le fils de M. Rigaud, notaire à Messé, arrondissement de Chalon-sur-Saone, âgé de 13 ans, à la suite d'une fièvre intermittente, fut d'abord atteint d'une obstruction (induration) considérable à la rate, qui fut suivie d'hydropisie ascite (du bas-ventre.) Ayant été appelé pour le voir, je lui fis la ponction au moyen de laquelle j'évacuai douze bouteilles d'eau ; malgré environ quatre bouteilles qui restèrent dans le bas-ventre, je pus explorer la rate qui parut de la grosseur d'un pain de deux livres. Des diurétiques ne purent empêcher une nouvelle collection d'eau, qui m'obligea au bout de 15 jours, de faire une nouvelle opération, et qui donna encore issue à environ dix bouteilles d'eau, comme la première, d'une assez bonne nature. Le surlendemain, je lui donnai un minoratif, puis des toniques qu'il prit pendant trois jours. Ces légers excitans, en combattant la cause de la maladie, rendirent la santé à ce jeune-homme. Néanmoins, je lui conseillai encore quelques boissons diurétiques pour compléter sa guérison.

Le fils de M. Rigaud jouit pendant deux ans d'une assez bonne santé ; mais ayant fait une chute sur les reins, la colonne vertébrale se déjeta ; la moelle de l'épine se trouva comprimée, et la fièvre lente le conduisit au tombeau, après avoir été guéri d'une maladie très-grave.

SEIZIÈME OBSERVATION.

Le fils de M. Guépet, propriétaire à Saint-Martin-des-Champs, ex-juge-de-paix de Chalon - sur - Saone, âgé de 26 ans (c'était en 1821), tomba dans l'hydropisie du bas - ventre (ascite). Cette maladie était la suite d'une obstruction très - considérable à la rate, maladie qui datait de dix ans, et était compliquée par un ulcère scorbutique, avec une escarre gangreneuse à la jambe.

La rareté des urines me porta à combiner les diurétiques avec les anti - scorbutiques, et à prescrire un régime doux et analeptique. L'embarras gastrique me porta à l'évacuer tous les deux jours, ce qui suppléa à la ponction (opération qui répugnait extraordinairement au malade et à la famille). La rate débarrassée de la plus grande partie des eaux, fut plus en état de recevoir l'impression des toniques ; je lui en administrai d'abord pendant deux jours ; ils furent suivis le deuxième, par une hémorragie nazale (chose assez ordinaire dans les affections scorbutiques), ce qui me les fit suspendre. Au bout de peu de jours, j'en repris l'usage, et j'en restai au quatrième jour. Ayant ensuite exploré la rate, je la trouvai diminuée de moitié : afin de combattre le vice scorbutique qui compliquait une maladie déjà si grave par elle-même, j'ordonnai au malade, les sucs dépurés de cresson, fumeterre, chicorée et cerfeuil pendant un mois; après lequel temps, M. Guépet jouit d'une santé qu'il avait perdue depuis bien des années. Cet excellent sujet, sous tous les rapports, trois ans après fit une chute de cheval, à la suite de laquelle il succomba. (Authentique).

DIX-SEPTIÈME OBSERVATION.

M. Cochin, employé des droits-réunis, me fit appeler en décembre 1821, pour sa cuisinière Morat, âgée de 45 ans, d'un tempérament bilieux. Elle était attaquée d'une induration (obstruction) au foie, depuis plusieurs années. Cette maladie était exaspérée par un régime excitant solide et liquide, qui entretenait une gastrite chronique, compliquant l'ancienne induration du foie. Elle tomba dans l'hydropisie du bas-ventre, accompagnée d'anasarque.

Je ne voulais pas me charger de cette malade; et lui conseillai d'entrer à notre hospice, ce qu'elle ne voulut pas accepter. Forcé par un sentiment philantropique, à lui donner mes soins, et connaissant le précepte d'Hypocrate, je hasardai le traitement suivant : je mis en usage les débilitans, pendant quelques jours; puis, des pilules savonneuses un peu laxatives. Ces deux moyens, aidés d'un régime doux, que je prescrivis impérativement, (avec menace d'abandonner la malade, si elle s'en écartait), dissipèrent en partie les eaux épanchées et infiltrées; mais la fièvre continua avec le type de quarte, à la vérité moins intense : afin de dissiper l'obstruction (induration), j'administrai à cette femme des toniques pendant quatre jours, qui dissipèrent insensiblement l'obstruction et tous les symptômes de la maladie. Un an et demi après, je vis la femme Morat à Lyon (où elle fut habiter); jouissant d'une bonne santé. La température douce et humide de la fin de l'automne de 1821, et de l'hiver de 1822, contribua beaucoup à faire naître les maladies du genre de celle-ci, ou à les aggraver chez les sujets qui y avaient des dispositions, comme on va le voir par l'observation suivante.

DIX-HUITIÈME OBSERVATION.

La femme du sieur Pâquier, chargeur chez madame Baillet, à Chalon - sur - Saone, âgée de 33 ans, d'un tempérament bilieux-lymphatique, avait depuis deux ans, une obstruction (induration) considérable à la rate, suivie, depuis 6 mois, d'une hydropisie du bas-ventre et de tympanite. Pendant 18 mois, elle reçut les soins d'un docteur de Chalon, qui lui fit prendre une quantité considérable de pilules fondantes, mais sans succès. Appelé auprès de la malade, le lende-main d'une perte utérine, et qui avait duré plusieurs jours, une épistaxis (hémorragie nazale) lui succéda, ce qui épuisa les forces de la malade. Considérant ces hémorragies comme le produit d'une phlegmasie de la plupart des viscères abdominaux, notamment du pé-ritoine, je dérogeai à mes principes ordinaires, qui sont de combattre ces maladies par les toniques. Je mis donc en usage les débilitans, intérieurement, et en topique sur l'abdomen. Je parvins d'abord à aug-menter la quantité des urines, à dissiper la tympa-nite, à modérer la fièvre quotidienne, et au moyen des crêmes d'avoine, à procurer un peu de sommeil. Peu de jours après, la malade éprouva sur les fausses côtes droites, un point douloureux. J'y fis appliquer un emplâtre vésicatoire, et je continuai les émolliens comme ci-devant. L'érétisme étant dissipé, la langue ayant une couche épaisse, muqueuse, et l'appétit étant nul, je passai à deux reprises, en quatre jours, deux demi-bouteilles de petit-lait laxatif à la malade ; puis,

je lui administrai pendant trois jours des toniques,
qui finirent la guérison de cette maladie, très-compli-
quée et très - ancienne. Elle jouit pendant trois mois
d'une bonne santé ; elle eut une petite rechute pour
cause d'indigestion, mais elle fut promptement dissipée par un régime convenable. Aujourd'hui, dix février 1825, que j'écris cette observation, la femme
Pâquier jouit d'une bonne santé par continuation.

DIX-NEUVIÈME OBSERVATION.

Les mêmes causes produisent souvent les mêmes effets ; c'est ce que va nous prouver l'observation suivante :

En février 1822, M. Adrien, orfèvre à Chalon S. S.,
habitant un rez - de - chaussée très-humide, d'ailleurs
dans un temps brumeux et doux, fut atteint d'une hydropisie du bas-ventre, et d'une tympanite, qui op-
pressaient extraordinairement le malade, par le refou-
lement du diaphragme vers la poitrine. Je traitai cette
maladie par les mêmes principes et par les mêmes
moyens que chez la dernière malade, et j'obtins les
mêmes succès dans l'espace d'un mois ; depuis, et encore aujourd'hui 10 février 1825, le sieur Adrien se
porte très - bien à Chalon, où il continue à résider,
mais à un premier étage, d'après mon conseil, pour
éviter une récidive de sa maladie. Les émolliens dans
la première période, les laxatifs dans la seconde ; les
toniques, quand l'érétisme eut cessé ; voici les moyens
curatifs employés, et qui ont également dissipé un engorgement du moyen lobe du foie, que je n'ai reconnu
qu'à la troisième période, époque où l'eau et les gaz
avaient disparu.

VINGTIÈME OBSERVATION.

Le sieur Bizard, charpentier en bateaux, à Saint-Côme, banlieue de Chalon, ayant été fait prisonnier en 1811, fut conduit à l'île de Capraïa, où il resta 3 ans; d'abord, deux ans avec des camarades d'infortune, barraqués sur les bords de la mer, vivant en partie de racines, la plupart (dont il n'a pu me dire le nom en français), d'une nature excitante en alimens grossiers, joints à l'eau, provenant des petits creux qu'ils faisaient dans le sable, à une portée de fusil de la mer, et dont ils étaient obligés de faire usage, leur causa à tous un flux dyssentérique qui, au bout de six mois, se transforma en diarrhée chronique chez Bizard. Son sort s'étant amélioré pendant la troisième année, par le travail de son état, charpentier en bateaux, il conserva le goût du sel, au point d'en ajouter à tous ses alimens, même au lard et au jambon; ce qui entretint, à Chalon, son entérite chronique.

La muqueuse gastro-intestinale (à ce qu'il paraît), s'épaissit; l'absorption ne se fit plus; et le malade tomba d'abord dans l'anasarque (hydropisie de la peau), puis, dans celle du bas-ventre (ascite); et malgré ce, la diarrhée, d'une nature bilieuse, continua. Ces deux maladies étant arrivées à la dernière période; malgré le régime doux, les boissons gommeuses ou purement émollientes, je fus forcé, contre mes principes, de faire deux scarifications au scrotum et au pénis (parties génitales), d'un volume prodigieux; alors, ce que je craignais arriva, la gangrène : les lotions avec le quinquina et l'eau-de-vie camphrée, préservèrent les bourses d'une mortification complette; mais, il se fit à la partie déclive, une escarre de quatre pouces de long sur deux et demi de large ; ce fut alors que je mis le malade aux toniques , qui empêchèrent les progrès de l'adynamie , et rendirent un peu de ton aux intestins , favorisèrent l'absorption des sérosités , rendirent le cours aux urines , conséquemment , diminuèrent d'abord la diarrhée ; enfin , dans l'espace de deux mois , le sieur Bizard fut guéri. Il s'est écoulé dix mois depuis la cure de cette maladie ; et ce charpentier travaille tous les jours au bord de l'eau , de son état. Malgré toutes mes représentations, il mange toujours plus salé que sa femme et ses enfans , ce qui entretient chez lui par fois des selles un peu liquides et bilieuses. Je l'ai vu hier , 27 novembre 1825 , jouissant d'une assez bonne santé.

Je terminerai mes observations sur les hydropisies symptomatiques, avec obstruction (engorgement, induration), et fièvres diverses , par mon coup d'essai dans ce genre de maladie.

VINGT-UNIÈME OBSERVATION.

En 1791 , au mois de juillet, époque de mon arrivée du Port-au-Prince (île S. Domingue), je fus consulté à Pouilloux, arrondissement de Charolles , par M. Dumouchet, chevalier de Saint-Louis, pour son métayer qui , depuis l'automne précédent , avait une fièvre quarte qui causa une obstruction au moyen lobe du foie et à la rate : une anasarque (hydropisie du tissu cellulaire sous la peau), en fut la conséquence. Je fis prendre des délayans au malade ; puis, je l'évacuai trois fois en huit jours, avec des pilules scillitiques , à assez forte dose. Ayant par ces moyens , rendu les urines plus claires et en plus grande quantité, je pus facilement toucher les indurations, qui avaient un volume assez considérable. Vu l'ancienneté de la maladie, je donnai à cet agriculteur des toniques un peu excitans, pendant huit jours, dans les momens apyrectiques, qui dissipèrent le reste de l'hydropisie, et diminuèrent les tumeurs de moitié : dans la quinzaine suivante, je fis prendre au convalescent (pour combattre un vice scorbutique dont il était atteint), des sucs dépurés de cresson de fontaine, fumeterre, chicorée et cerfeuil ; et je lui fis mettre de côté la soupe au lard et le fromage fort dont il faisait usage auparavant. Ces différens moyens guérirent complettement ce laboureur, qui avait été condamné par des médecins du pays.

J'aurais pu ajouter aux maladies ci - dessus, deux observations d'hydropisies symptomatiques; mais comme elles ont été causées par un vice vénérien (ou siphilis constitutionnelle), je les laisse pour mon recueil d'observations sur ces maladies, parmi lesquelles figureront aussi des céphalalgies (mal de tête), gouttes sereines (aveuglement sans marques extérieures), des rhumatismes, avec ou sans exostoses, des cancers au nez et à la matrice, des caries à des os divers, guéris par les anti-siphilitiques combinés du règne végétal et minéral.

Je vais présentement, et très - succinctement, rapporter l'histoire des obstructions (engorgement et induration) au foie ou à la rate, suite de gastro-entérite, ou de fièvre intermittente, non-accompagnée d'hydropisie.

VINGT-DEUXIÈME OBSERVATION.

En 1792, au mois d'août, le sieur Berthelon, tisse-rand à Cyri, même arrondissement, me consulta pour sa femme qui avait la diarrhée (gastro-entérite) : elle n'avait point d'appétit; ses pieds et sa figure étaient œdématiés ; elle éprouvait une fièvre lente : la rate avait le volume d'un pain rond de trois livres. Je chan-geai son régime, qui avait été de même nature que celui de l'agriculteur ci-dessus. Je lui prescrivis de l'eau de riz pour boisson. Au bout de huit jours, je lui administrai des toniques en bol; quand je crus ces remèdes finis au bout de 15 jours, je vins la voir; sa diarrhée avait cessé ; mais ce qui m'étonna le plus, ce fut la disparition de la rate, ce qui augmenta ma confiance pour les toniques. Peu de temps après, je partis pour Nantes, croyant me réembarquer pour S. Domingue, ce que je ne pus faire, vu la guerre ci-vile de cette colonie. Je perdis donc de vue la malade. Un an après, de retour dans cette première contrée, j'appris qu'elle avait suivi son ancien régime, et était morte des suites d'une nouvelle diarrhée (entérite).

VINGT-TROISIÈME OBSERVATION.

Au commencement de l'an onze, le sieur Belnan, meunier à Sienne, près Chalon-sur-Saone, à la suite d'une fièvre tierce qu'il avait depuis sept mois, eut une induration (obstruction) à la rate et au moyen lobe du foie. Une habitation humide et un régime ex-citant, furent cause de cette maladie. Après les re-mèdes généraux, je lui administrai pendant 3 jours des toniques, qui dissipèrent d'abord la fièvre et les deux-tiers du volume des tumeurs. Cet homme jouit pendant trois ans d'une bonne santé ; mais par l'abus des lois de l'hygiène , il éprouva une phlegmasie chronique des viscères de la poitrine ; et il mourut quelques années après , des suites de cette dernière maladie , dont au reste, je n'ai pas bien su la nature, ayant cessé d'être son médecin.

VINGT-QUATRIÈME OBSERVATION.

En germinal , même année , la fille du nommé Tulmeau , agriculteur à Lan , près Chalon S. S. , à la suite d'une fièvre-tierce négligée , eut une induration (obstruction) très-volumineuse à la rate : c'était une fille de 19 ans. Appelé pour la voir , et sachant que ses règles avaient été supprimées , je prescrivis huit sangsues aux cuisses ; elle prit des boissons tempérantes, après lesquelles elle fut purgée , vu d'état saburral des premières voies. Je lui administrai ensuite des toniques pendant 4 jours ; et dans l'espace de peu de temps , la tumeur disparut. Un mois après , les menstrues se rétablirent ; et cette fille recouvrit la santé qui s'est soutenue jusqu'à ce jour 28 février 1825.

VINGT-CINQUIÈME OBSERVATION.

Un mauvais régime , l'abus des liqueurs alcoholisées , une habitation humide, jetèrent le sieur Marion-Poulain , marinier du canal du centre , dans une gastrite chronique , à laquelle la rate participa ; insensiblement, elle se tuméfia et s'engorgea (obstructions). Enfin , elle acquit un volume très-considérable. Après avoir mis en usage les délayans , et évacué les premières voies des saburres bilieuses et glaireuses qui les tapissaient, j'administrai pendant 4 jours au malade, des toniques, et lui recommandai d'éviter tous les excitans solides ou liquides. Insensiblement, la rate diminua des deux-tiers, malgré l'abus nouveau que le sieur Poulain ait fait des excitans. Il a joui pendant 15 ans, d'une bonne santé, et a péri à la suite d'une chute qu'il fit d'un lieu très-élevé.

VINGT-SIXIÈME OBSERVATION.

Le fils du sieur Allier-Gueugnon, âgé de 13 ans, de la commune de Marizy, arrondissement de Charolles, portait depuis près de deux ans, une fièvre quarte qui fut suivie d'une induration (obstruction) très-considérable à la rate. En juin 1806, étant dans cette commune, je fus prié de voir ce jeune-homme; et après m'être assuré de la nature de sa maladie, je prévis que le vice de son régime entraverait les moyens curatifs convenables, et je le fis venir à Chalon, auprès de moi. Je lui donnai d'abord des délayans, ensuite, deux minoratifs, puis, je le mis à l'usage des toniques qui, réunis à un bon régime, opérèrent la guérison de cette maladie; néanmoins, je crus devoir mettre en usage de légers diurétiques, pour compléter la cure de cette grave affection. Aujourd'hui, 28 février 1825, que j'écris cette observation, le sieur Allier se porte toujours très-bien, sans avoir eu de rechute.

VINGT-SEPTIÈME OBSERVATION.

Dans la même année 1806, le sieur Goguelat, vitrier à Chagny, près Chalon - sur - Saone, ayant une fièvre quarte depuis 18 mois, éprouva insensiblement une tuméfaction au foie qui, par la suite, devint très-considérable ; alors ; les pieds s'œdématièrent les soirs, le teint devint livide, la face bouffie, et cet homme avait peine à marcher ; néanmoins, il ne paraissait pas y avoir d'épanchement dans le bas-ventre. Les remèdes généraux administrés, je lui donnai pendant 4 jours, des toniques un peu excitans, dont l'effet fut la disparition de la maladie essentielle et symptomatique, dans l'espace de douze jours. Cette cure a été complettée par huit jours de diurétiques en boisson. Depuis cette époque, le sieur Goguelat a joui et jouit toujours d'une bonne santé à Chagny, où il continue d'habiter.

VINGT-HUITIÈME OBSERVATION.

Le sieur Duranton, tonnelier à Chagny, âgé de 50 ans, à la suite de diverses transpirations supprimées, en entrant et en sortant des caves de MM. Perret et Desplaces ; ces circonstances, jointes à un régime excitant, lui causèrent une fièvre intermittente irrégulière, qui fut suivie d'une induration au foie (obstruction). Prié de lui donner mes soins (c'était en 1806), je prescrivis les remèdes généraux ; et afin de détruire les saburres des premières voies ; je lui administrai 2 minoratifs en quatre jours ; puis je le mis à l'usage des toniques. Ces différens moyens, aidés d'un bon régime, rendirent la santé au sieur Duranton. Trois mois après, il nettoya une cuve, en y faisant brûler de l'alcohol ; peu de temps après, il entra dedans ; la chaleur lui causa une transpiration considérable, qu'il supprima brusquement, en s'exposant à l'air frais de la cave. Il s'ensuivit une fièvre catharrale, qui fut traitée par un chirurgien de sa commune. Dans la convalescence, le foie se tuméfia de nouveau, et le

pouls resta un peu fébrile , le soir notamment. Voyant
reparaître son ancienne maladie , il vint me trouver à
Chalon , pour y recevoir mes soins. Je lui prescrivis
d'abord des adoucissans ; je lui fis poser six sangsues
à la marge de l'anus, pour dégager le trajet de la veine
porte , conséquemment le foie. La couche muqueuse
de la langue et l'inappétence me portèrent à lui administrer trois minoratifs à un jour d'intervalle , qui lui
firent rendre beaucoup de matières bilieuses et muqueuses ; puis des toniques , qui diminuèrent insensiblement le volume du foie. La fièvre cessa ; les forces
et l'appétit reparurent ; et un régime doux et analeptique , mirent le sieur Duranton dans le cas de reprendre l'exercice de son état. Il jouit pendant huit ans,
d'une bonne santé ; au bout desquels , il succomba
d'une maladie aigue, dont j'ai ignoré la nature, n'ayant
pas eu occasion de le voir.

VINGT-NEUVIÈME OBSERVATION.

En 1807 , le sieur Gauthier Langevin père, tonnelier et commis de M. Dureau de Moroges, à Chagny,
avait une fièvre quarte depuis un an , qui le jeta dans
la maigreur , la décoloration , et la bouffissure ; enfin ,
causa une obstruction à la rate et au moyen lobe du
foie. Les remèdes généraux administrés , je lui passai
pendant quatre jours , des toniques un peu excitans,
qui dissipèrent une partie des symptômes de la maladie ; mais , huit jours après , je lui en fis continuer l'u-
sage, à plus petite dose et moins actifs ; ce qui opéra
une cure radicale et sans rechute. Depuis cette époque, le sieur Langevin a pris beaucoup d'embonpoint
et de coloris ; et jouit aujourd'hui , 28 février 1825,

que j'écris cette observation, d'une très-bonne santé.

TRENTIÈME OBSERVATION.

Le sieur Sanret, cafetier et propriétaire à Chalon, vint me chercher (c'était en 1808), pour donner mes soins à sa belle-sœur, âgée de 40 ans, qui avait depuis huit mois une fièvre quarte, dont la conséquence fut une obstruction (induration) considérable à la rate. Cette maladie était entretenue par une habitation très-humide. Je commençai le traitement par les remèdes généraux ; ensuite, un purgatif. Je la mis à un régime convenable. Je lui administrai ensuite ; pendant trois jours, des toniques un peu excitans, qui rendirent la santé à la malade, dans l'espace de douze jours. S'é-tant mouillée en lavant une lessive ; ayant quitté trop brusquement le régime que je lui avais conseillé, elle eut de la diarrhée et de la fièvre. Mais, je n'opposai à cette petite rechute, qu'une nourriture légère et analeptique, qui lui rendit la santé.

TRENTE-UNIÈME OBSERVATION.

La femme du sieur Beaudin, propriétaire à Cyri, arrondissement de Charolles, par suite d'alimens exci-tans, et d'une habitation humide, éprouva une gastrite chronique, à laquelle la rate participa. Une fièvre ir-régulière, en fut le symptôme. Ce viscère (la rate) ayant acquis le volume d'un pain de deux livres, la malade étant menacée d'hydropisie, vint me consulter. Je changeai son régime : je lui conseillai des délayans pendant quinze jours : elle prit deux minoratifs, puis des toniques pendant quatre jours, associés aux tempé-rans, vu un reste de gastrite ; et une guérison complette

et durable en fut le résultat..Aujourd'hui., 28 février
1825, la femme Beaudin habite Chalon-sur-Saone, se
porte parfaitement bien, sans avoir éprouvé aucune
rechute. Ce traitement eut lieu en 1808.

TRENTE-DEUXIÈME ET TRENTE-TROISIÈME OBSERVATION.

M. Fonteret, maire de la Charmée, arrondissement
de Chalon, que je traitais d'une autre maladie (c'était
en 1808), me fit voir sa nièce âgée de huit ans qui,
à la suite d'une fièvre intermittente, avait eu une obstruction considérable à la rate. Je conseillai les remèdes généraux, ensuite l'usage des toniques mitigés,
qui guérirent cette maladie. Cette jeune personne jouit
pendant 13 ans d'une bonne santé ; mais en 1823, elle
eut une fièvre intermittente, dans sa campagne, à
S. Cyr près Chalon, à laquelle on n'opposa aucun
moyen convenable, et son ancienne induration reparut ; mais l'usage des mêmes moyens employés comme
chez les malades précédens, lui rendirent la santé,
l'embonpoint et du coloris ; et l'année d'après, 1824,
elle contracta mariage.

TRENTE-QUATRIÈME ET TRENTE-CINQUIÈME OBSERVATION.

La fille du sieur Roi, meunier près Chalon S. S.,
âgée de 18 ans, à la suite d'une fièvre quarte qui durait depuis 18 mois, éprouva un engorgement considérable (obstruction) à la rate. Je combattis cette
maladie comme les précédentes, c'est-à-dire, des
délayans, un minoratif, et un meilleur régime. Vu
le tempérament lymphatique et mou du sujet, l'air
humide de son habitation, je lui administrai à plus
haute dose, les toniques, même un peu excitans ; puis,

une tisane diurétique, qui compléta la guérison de cette maladie.

L'année d'après, cette jeune personne se maria; elle quitta un moulin pour retourner dans un autre, où l'air n'était pas moins malsain. Quoique dans une position aisée, une économie mal entendue lui fit suivre un régime trop débilitant, par fois excitant, comme lard salé, etc.; enfin, 7 ans après, une gastrite chronique fut suivie d'une nouvelle obstruction (induration). Je combattis ces deux maladies par un régime doux, des délayans, du petit-lait laxatif; et quand je crus la phlogose du canal alimentaire calmée, je passai à l'usage des toniques, qui rétablirent la santé de cette mère de famille, à laquelle je prédis une rechute, si elle continuait son régime insalubre.

TRENTE-SIXIÈME OBSERVATION.

Les mêmes causes, dans les tempéramens analogues, produisent souvent les mêmes effets; aussi la fille aînée de la dame Roi-Thibaudet, âgée de 10 ans, avait depuis quatre mois une fièvre intermittente, qui fut négligée; et une obstruction considérable à la rate en fut le résultat. Elle prit les remèdes généraux; je lui donnai plusieurs petites doses de tonique, qui détruisirent le principe de la maladie; la cure fut complettée par quelques bouteilles de tisane diurétique : l'enfant ayant été mis en pension, respirant un meilleur air, usant d'alimens plus sains, elle jouit d'une bonne santé, tant qu'elle resta dans cette maison d'éducation; mais depuis quelque temps, elle est rentrée dans la maison paternelle, elle a repris son ancien régime, fait un genre de travail au-dessus de ses forces (la

charrue), qui probablement feront renaître les phlegmasies chroniques, mentionnées ci-dessus.

TRENTE-SEPTIÈME OBSERVATION.

Le sieur Roux, menuisier à Chalon-sur-Saone, avait
depuis 8 mois une fièvre quarte, qui avait résisté à
plusieurs traitemens., faits par plusieurs de mes confrères ; il lui arriva., ce qui est très-ordinaire en pareil
cas., une obstruction au lobe gauche du foie. Je lui
conseillai pendant trois jours, des tempérans, ensuite
un minoratif ; il fit usage ensuite des toniques, les
jours apyrectiques ; je les suspendis ensuite pendant
4 jours, et les fis reprendre les 2 jours d'intermission.
La réunion de ces différens moyens, opéra, en 1806,
une cure complette et durable ; car, aujourd'hui 28
février 1825 (19 ans après son traitement), que j'écris
cette observation, le sieur Roux jouit toujours d'une
bonne santé.

TRENTE-HUITIÈME OBSERVATION.

Le sieur Joseph Durand, tonnelier à Beaune (Côte-
d'Or), avait depuis 4 mois une fièvre quarte, qui fut
suivie d'une obstruction (induration) au moyen lobe
du foie. Plusieurs traitemens infructueux, subis dans
sa résidence, lui laissant des craintes sur les suites de
sa maladie, il vint à Chalon, chez la dame Gaut, mère
des compagnons. Appelé auprès de lui, et ayant
reconnu sa maladie, je la combattis par les mêmes
moyens que le malade précédent, qui eurent le même
résultat ; car, dix jours après, il retourna à Beaune,
reprendre l'exercice de son état ; mais je lui recommandai beaucoup de ménagement en tout genre,

crainte d'une rechute. L'année d'après, il revint à Chalon voir un de ses camarades ; il m'assura s'être très-bien porté depuis sa guérison.

TRENTE-NEUVIÈME OBSERVATION.

Le sieur Nectoux, jardinier à St-Jean-des-Vignes, près Chalon, me fit appeler pour une fièvre double-tierce, et qui avait été suivie d'une obstruction à la rate et au moyen lobe du foie ; il était âgé de 45 ans. Je le préparai par des délayans, une médecine ordinaire, pendant l'intermission ; il fit usage des toniques un peu excitans, dans les momens apyrectiques, qui détruisirent sans retour tous les symptômes de sa maladie. Le sieur Nectoux, aujourd'hui jardinier de M. Bessy père, liquoriste à Chalon, jouit toujours d'une bonne santé, après un intervalle de 17 ans, son traitement ayant été fait en 1808.

QUARANTIÈME OBSERVATION.

En 1810, la femme du sieur Beaudin, marchand de bois et de vin à Chagny, vint me consulter pour une obstruction (induration) à la rate, suite et accompagnant une gastrite chronique, causée par un régime excitant, et la proximité du canal du centre. Prévoyant que la malade ne ferait pas chez elle les différens remèdes qui convenaient à cette double phlegmasie, je la fis venir chez moi ; je mis en usage les sangsues, les bains domestiques, le petit-lait, le bouillon de veau pendant quinze jours, et je donnai, à deux jours d'intervalle, du petit-lait laxatif : voyant les signes de phlogose et d'irritation gastrique dissipés, j'administrai à la malade de légers toniques : ces différens moyens, joints à un régime que je pus surveiller, rendirent la santé à la dame Beaudin, qui n'a eu jusqu'à ce jour 28 février 1825, aucune atteinte de son obstruction.

QUARANTE-UNIÈME OBSERVATION.

En 1811, le sieur Bretenet, agriculteur à Sienne, se trouvant affecté d'une gastrite chronique qu'il négligea, la rate et le moyen lobe du foie s'engorgèrent ; la fièvre qui était irrégulière, devint intermittente.

Après avoir changé son régime, qui était souvent débilitant, d'autres fois excitant par le lard salé, le fromage, etc., je lui prescrivis des tempérans, puis je l'évacuai avec un minoratif ; il prit enfin pendant 3 jours, des toniques un peu excitans, qui détruisirent les obstructions ; il existe encore aujourd'hui, mais il est débile, vu son régime insalubre.

QUARANTE-DEUXIÈME OBSERVATION.

Le sieur Granger, agriculteur à Saint-Loup-de-Varenne, avait depuis dix mois une obstruction (induration) considérable à la rate, et au moyen lobe du foie, avec un commencement d'épanchement séreux à l'abdomen ; et ce, à la suite d'une fièvre intermittente irrégulière (c'était en 1812.) Les mêmes moyens que chez les malades précédens, l'ont guéri sans retour. Aujourd'hui 28 février, que j'écris cette observation, 13 ans après son traitement, le sieur Granger jouit toujours d'une bonne santé.

QUARANTE-TROISIÈME OBSERVATION.

Le sieur Victor, tonnelier (en 1811) chez M. Du-

réau père, négociant à Moroges, près Chalon, ayant
une fièvre quarte depuis six mois, qui lui avait causé
une induration (obstruction) assez considérable à la
rate, vint à Chalon me consulter; c'était un jeune-
homme de 20 ans, d'un tempérament sanguin lymphatique. Je lui prescrivis un régime doux, une infusion de chicorée sauvage, pendant 5 jours; il prit ensuite un minoratif : ainsi préparé, je lui administrai,
dans les momens apyrectiques, des toniques qui, en
détruisant en peu de jours les quatre-cinquièmes de
sa tumeur, dissipèrent la fièvre, conséquemment tous
les symptômes de sa maladie. Un an après, je revis le
sieur Victor à Moroges, se portant à merveille, sans
avoir eu d'atteinte de sa maladie; ayant retourné dans
son pays (la Suisse), je l'ai perdu de vue depuis cette
époque.

QUARANTE-QUATRIÈME OBSERVATION.

Le sieur Lyotey, charretier du sieur Musy, tuilier
près Chalon-sur-Saone, à la suite d'une fièvre quarte
qui durait depuis six mois, éprouva un gonflement
(obstruction) au moyen lobe du foie; il était accompagné des symptômes ordinaires à ces sortes de lésions.
Après les remèdes généraux, je lui administrai trois
jours des toniques un peu excitans, dans l'apyrexie,
qui guérirent complettement cette maladie. Aujour-
d'hui 28 février 1825, le sieur Lyotey, charretier
présentement de M. Mauguin, marchand de bois en
cette ville, se porte toujours très-bien; ce traitement
a été fait en 1813.

QUARANTE-CINQUIÈME OBSERVATION.

M. Foucherot, officier à demi-solde, à Chalon-sur-

Saone (c'était en 1815), étant affecté d'une obstruction (induration) considérable à la rate , suite d'une
gastrite chronique qu'il portait depuis neuf mois : la
maigreur , la décoloration , la bouffissure du visage le
matin , l'œdématie des pieds le soir , la rareté des urines et leur coloration , faisaient présager une hydropisie prochaine. Après l'usage des remèdes généraux ,
je lui administrai pendant 4 jours des toniques un peu
stimulans , pour prévenir l'hydropisie , et détruire
l'obstruction ; ces moyens firent disparaître en peu de
jours la fièvre , la bouffissure , et les deux - tiers de
l'obstruction ; une tisane diurétique , où je fis entrer
le cresson de fontaine , compléta la cure de cette maladie. M. Foucherot est allé habiter Beaune , où il
jouit présentement d'une santé athlétique , sans avoir
éprouvé depuis 10 ans aucune atteinte de sa maladie.

QUARANTE-SIXIÈME OBSERVATION.

Le sieur Champion , agriculteur à la Charmée près
Chalon-sur-Saone (c'était en 1815) , me fit appeler
pour voir sa femme qui , à la suite d'une fièvre intermittente qui datait de sept mois , lui causa une obstruction à la rate. La suppression des règles ayant con-
couru à l'engorgement de ce viscère , j'appliquai 6 sangsues à la marge de l'anus ; quand elles furent tombées ,
je mis la malade sur un bain de vapeur , pour opérer
une saignée plus considérable ; ensuite elle fit usage
de toniques pendant 4 jours , et je terminai la cure
de cette maladie par quelques bouteilles de tisane
diurétique. Depuis dix ans que cette guérison est opérée , la femme Champion n'a pas eu d'atteinte de sa
maladie.

QUARANTE-SEPTIÈME OBSERVATION.

L'observation suivante, datant de 1807, devrait précéder celles précitées ; mais comme elle était compliquée , je la place la 47e.

Le sieur Fonteret fils aîné , à la Charmée près Chalon-sur-Saone, âgé de vingt-six ans , de haute stature, fort et bien constitué , après avoir servi pendant deux ans , fut attaqué (à l'armée), 1.° d'une gale qui, guérie à la hâte, laissa un dépôt sur la poitrine , dès-lors catarrhe , par suite de cette métastase ; l'air humide de la Hollande , des alimens grossiers ou excitans, déterminèrent chez lui une gastrite chronique, à laquelle le foie participa , et une fièvre lente ; la décoloration , la bouffissure du visage le matin , l'œdème des pieds le soir , et la tension du ventre , le firent entrer aux hospices de Gand et Bruges, où il reçut des soins infructueux ; sa mauvaise position porta les chefs de son corps à lui donner un congé de réforme.

Ce jeune-homme se rappelant (de retour dans ses foyers) , la maladie grave dont j'avais guéri son père , conçut l'espoir de sa guérison, en me priant de le traiter. Ayant exploré le bas-ventre , je trouvai le foie du volume d'un pain de 2 livres ; les autres symptômes détaillés ci-devant , avaient acquis beaucoup d'intensité , ce qui ne me laissait guère d'espoir de guérison ; mais j'eus soin de le cacher au malade. Je lui établis d'abord un cautère au bras gauche ; je lui prescrivis des mucilagineux et un régime convenable ; je l'évacuai au bout de 12 jours avec 2 minoratifs. Quand j'eus détruit la phlegmasie de la poitrine , pallié la gastrite , j'administrai au sieur Fonteret des toniques,

pendant plusieurs jours ; après six semaines de traitement , il fut en pleine convalescence. Sa santé étant
bien rétablie , il reprit son état primitif (maréchal),
qu'à la vérité il n'a pas continué. Aujourd'hui premier
mars 1825 , il se porte parfaitement bien , sans avoir
eu aucune atteinte de sa maladie.

QUARANTE-HUITIÈME OBSERVATION.

Ce même M. Fonteret ayant visité pour affaires
M. Delavaivre, propriétaire et négociant à Saviange,
arrondissement de Chalon-sur-Saone (c'était le quatorze novembre 1824), qui était condamné par quatre
médecins, comme ayant un squirre au pylore , ne
prenait à cette époque, et depuis 45 jours , que deux
cuillerées à-la-fois de bouillon de veau et de jeune
poulet, pour toute nourriture. Ayant fait part au sieur
Fonteret de son état désespéré , ce dernier le rassura
en lui annonçant que je pourrais le guérir , et de suite
il cita la cure que j'avais opérée sur lui en 1807. La
transition où se trouva M. Delavaivre , est plus facile
à sentir qu'à peindre ; de suite il pria son parent et
ami, M. Duréau père, de Moroges, d'aller me chercher. Ayant été le voir, et exploré le bas-ventre , je
lui trouvai deux obstructions (indurations), l'une au
moyen lobe du foie , et l'autre à la rate ; tumeurs qui,
en resserrant, comprimant, et même étranglant en
quelque sorte l'estomac, notamment le pylore , en
avait imposé pour un squirre à cet orifice inférieur de
l'estomac , et provoquait le vomissement de tout ce
que prenait le malade, au-delà de ses cuillerées de
mauvais bouillon. De suite je désabusai le malade,
en lui annonçant le véritable état de sa maladie , et

lui promis guérison. Alors, des larmes de joie inondèrent ses paupières, et exprimèrent d'avance sa gratitude. Je changeai son régime exténuant, et lui en ordonnai un plus tonique et plus analeptique, lui ayant prescrit une limonade au vin blanc, passé deux laxatifs, puis, des toniques légers pendant deux jours. Il eut une crise, à la suite de laquelle il eut sept à huit selles bilieuses et muqueuses très-fétides. L'estomac ayant plus de ton, le tube intestinal, le duodénum notamment, étant débarrassés des matières diverses qui les obstruaient, les digestions se firent facilement; le malade recouvrit des forces, du sommeil et de l'appétit : les urines, d'abord rares et rouges, coulèrent abondamment. Dans cette occurrence, il arriva à M. Delavaivre, ce qui est assez fréquent chez les convalescens; il abusa de sa position, se croyant entièrement guéri. Mais les organes digestifs avaient trop souffert, pour être dans le cas de fournir un bon chyle, par la nature et la quantité des alimens ingérés; et il survint au bout de quinze jours, une fièvre intermittente et un gonflement considérable à la rate. Dès-lors, morosité, dégoût moral et physique, insomnie. Rappelé auprès de lui, pour la cinquième fois, je ne le quittai plus que je ne l'eusse complettement guéri. Je l'évacuai trois jours : il rendit chaque fois, beaucoup de bile et glaires; puis, je lui passai pendant plusieurs jours, des toniques faiblement excitans, qui insensiblement dissipèrent tous les nouveaux symptômes de cette grave maladie. Aujourd'hui, 25 mars 1825, M. Delavaivre est venu me voir à Chalon, et se porte très-bien; en septembre suivant, un vice de régime causa une petite rechute, dissipée par un court traitement.

9

Les causes éloignées de cette maladie, remontent à
près de douze ans ; 1°. des courses à cheval, de quatre
à cinq cents lieues de suite, tant le jour que la nuit,
pendant lesquelles M. Delavaivre prenait à peine un
peu de nourriture et de sommeil ; les commotions réi-
térées qu'éprouvaient les viscères du bas-ventre, réunies à l'abstinence, causèrent d'abord une phlegmasie
chronique de l'estomac, et qui bientôt fut accompagnée de celle du moyen lobe du foie et de la rate ;
phlegmasie qui fut augmentée par un régime stimu-
lant, qu'il tenait souvent au retour de ses longues
courses, avec ses amis auprès desquels, d'ordinaire,
on s'oublie très-volontiers. Le besoin d'évacuer se faisant sentir, il prit d'abord un vomitif, et deux jours
après une médecine ; comme elle n'avait pas encore
produit son effet, le malade, oubliant son état, sortit
par un temps froid, et resta trois heures vers des voi-
turiers qui lui conduisaient des terres : les humeurs
remuées et non évacuées ; d'ailleurs, la présence du
purgatif, dont l'effet fut détruit par le froid, ces deux
raisons réunies augmentèrent l'irritation, conséquemment, les phlegmasies. Cette maladie ayant duré six
ans, sans être traitée convenablement, la fièvre lente
et le marasme s'emparèrent de cet honnête père de
famille, qui a failli succomber, sans les soins assidus
que je lui ai donnés ; car, pendant près de dix-neuf
jours que j'ai passés auprès de lui, à cinq reprises différentes, j'avais soin de le voir à cinq heures du matin, afin de juger de son état, et lui administrer de
suite les moyens convenables à sa nouvelle position....
Le 1.er février 1826, qu'on imprime cette observation, M. Delavaivre jouit d'une bonne santé.

QUARANTE-NEUVIÈME OBSERVATION.

La fille du sieur Boucaud, âgée de quatorze ans, avait une fièvre quarte qui datait de 8 mois, et avait causé une induration (obstruction) à la rate. Cette jeune personne avait reçu des soins d'un docteur de Chalon, qui avaient été infructueux ; je conseillai des délayans pendant trois jours ; elle fut purgée le quatrième. Les 5, 6 et 7.ᵉ jours, elle prit des toniques ; et dès le 8.ᵉ, elle observa une diminution sensible à la rate. Aujourd'hui 7 avril 1825, un mois après son traitement, elle ne ressent plus ce dernier viscère ; toute espèce de fièvre a disparu, elle a de l'embonpoint et un teint vermeil.

CINQUANTIÈME OBSERVATION.

Le frère de la jeune Boucaud, agriculteur, âgé de 18 ans, avait depuis long-temps une obstruction (induration) à la rate, encore plus considérable que celle de sa sœur ; mais la cause remontait à 2 ans, époque à laquelle il eut une fièvre intermittente, qui cessa pendant quelque temps, et reparut. Il avait subi différens traitemens infructueux ; à la même époque de sa sœur, je lui fis un traitement semblable, à la seule différence que je ne purgeai pas le jeune-homme, et qu'il vomit une partie des toniques que je lui administrai ; il fatigua dans les champs, la cure fut donc incomplète.

Quelque temps après, il prit des délayans, puis un minoratif, enfin des toniques, pendant 2 jours ; la rate diminua de moitié, mais son volume fut entretenu par une fatigue continuelle à la charrue ; et on sait que la rate se tuméfie par un violent exercice.

CINQUANTE-UNIÈME OBSERVATION.

Le sieur Buchaille, agriculteur à Saint-Cyr, près Chalon-sur-Saone, vint en juin 1824 me consulter pour son épouse qui, à la suite d'une fièvre intermittente qu'elle avait depuis quatre mois, éprouvait un gon-flement au côté gauche du bas-ventre (induration à la rate.) Les extrémités abdominales étaient si infil-trées, que suivant lui, sa malade pouvait à peine faire quelques pas dans sa chambre. Je prescrivis des tem-pérans, puis quelques jours après un minoratif, en-suite de légers toniques pendant quatre jours ; ces moyens, aidés d'un bon régime, ont détruit la cause, conséquemment la maladie, et la femme Buchaille a recouvré sa santé, qui se maintenait encore, à la fin d'avril que j'écris cette observation (dix mois après avoir subi son traitement.)

CONCLUSION.

On voit par les différentes observations rapportées dans ce recueil que, pour combattre efficacement les hydropisies, ayant pour cause des engorgemens (obs-tructions) au foie et à la rate, il faut :

1º. Détruire l'obstacle qui s'oppose à l'effet des moyens curatifs, en évacuant les eaux épanchées par les moyens relatés ci-devant ;

2º. En empêchant une nouvelle collection séreuse ; ce que l'on obtient en guérissant les ou l'obstruction ; on détruit cette lésion organique, 1º. par les émissions sanguines, s'il y a quelques suppressions, comme règles ou hémorroïdes, ou s'il existe une pléthore générale ou locale ; 2°. l'usage des délayans ; 3°. les purgatifs légers, plus ou moins multipliés, suivant l'indication ; 4°. les toniques plus ou moins actifs, variés et dosés suivant l'âge, le tempérament, le sexe, ses habitudes, l'air qu'il respire, la nature de ses alimens, l'organe affecté, son volume, l'ancienneté de la maladie, ses complications ; toutes choses qui doivent faire varier le traitement ; car les médicamens n'ont qu'une vertu relative. C'est donc un instrument dont le médecin se sert, pour provoquer dans le corps malade, les changemens organiques, propres à détruire la lésion pathologique qui existe.

D'après ces principes, les hydropisies, qui ne sont que la conséquence des obstructions (indurations ou engorgemens), demandent toute la sagacité du médecin observateur, qui a vieilli auprès du lit des malades, où il a acquis le tact qu'on n'apprend, ni dans les livres, ni dans les écoles de médecine.

Comme je l'ai dit au commencement de cet abrégé, je donnerai par la suite, aux Sociétés savantes qui m'ont honoré du titre d'associé-correspondant, un mémoire plus détaillé sur les hydropisies symptomatiques; alors, j'assignerai aux différentes substances toniques, la place que chacune d'elles doit tenir, suivant les circonstances. J'y ajouterai des observations faites postérieurement à celles précitées, et avec plus de détails.

Je joindrai à ce recueil, un abrégé des rapports qui ont été faits sur différens mémoires et observations que j'ai communiqués aux Sociétés savantes ou médicales dont je suis associé-correspondant.

EXTRAIT *du Rapport de la Société royale des sciences et arts du Cap-français, en date du 21 mars 1790.*

« Nous avons été nommés par la Société royale,
» dans la séance du 15 février dernier, pour examiner
» le mémoire et les observations sur le *tétanos*, qui
» lui ont été envoyés par M. Chèze, maître en chirur-
» gie au Port-au-Prince.

» L'auteur expose d'abord la gravité de la maladie,
» et. . . .

» M. Chèze rapporte six observations qui sont au-
» thentiques et certifiées.... etc. Suit l'énumération,

» 1°. D'un tétanos survenu à la suite d'une piqûre
» sous le pied, par un clou, et guéri en cinq jours,
» par les fumigations et frictions avec le camphre, etc.

» 2°. D'un opisthotonos guéri par le même moyen.
» Enfin, une 3me., 4me., 5me. et 6me. maladies sem-
» blables, guéries du six au neuf, par les frictions et
» fumigations. Enfin, une 7me. observation sur le té-
» tanos latéral ou pleurotonos, dont la guérison s'est
» opérée le cinquième jour par les moyens cités : un
» looch adoucissant, une tisane de lin, un emplâtre
» vésicatoire appliqué sur le côté malade. Tels ont été
» les moyens employés pour guérir cette dernière ma-
» ladie, etc. »

CONCLUSION.

« Nous croyons que le mémoire de M. Chèze, et
» ses observations, sont assez intéressantes, pour être
» adoptées par la Société, et être employées par ex-
» trait dans le recueil de ses mémoires.

» Au Cap-français, le 21 mars 1790.

» *Signé*, ARTAULT, *Secrétaire* ».

RAPPORT *de la Société royale de médecine de Paris,*
sur le TÉTANOS.

Extrait des registres de la Société royale de médecine.

« La Société de médecine nous a chargés de lui
» rendre compte d'un mémoire sur le tétanos, par
» M. Chèze, maître en chirurgie au Port-au-Prince.
» L'auteur distingue quatre espèces de cette maladie,
» dont la quatrième est la moins connue ; c'est le té-
» tanos latéral. Les anciens n'en ont point fait men-
» tion. Bonscius et Guillaume Pison l'ont observé,
» l'un aux Indes, et l'autre au Brésil : M. Chèze le
» nomme pleurotonos... Les observations de M. Chèze,
» que la Société royale du Cap, dans son rapport du
» 21 mars 1790, a reconnu la plûpart pour être au-
» thentiques et certifiées, présentent une suite de suc-
» cès presqu'incroyables ; et nous sommes loin de trou-
» ver rien qui en approche, soit dans notre correspon-
» dance, soit dans aucun auteur connu. Ces observa-
» tions sont au nombre de onze (1), toutes détaillées
« avec soin, et offrent le tableau particulier de l'état
» et des symptômes de chaque malade, etc. etc.

CONCLUSION.

« Nous concluons que le mémoire de M. Chèze,
» contient des observations et des procédés curatifs
» qui méritent de fixer l'attention des médecins ; et

(1) L'auteur ayant eu occasion de traiter et de guérir quatre
nouveaux tétanos, au Port-au-Prince, après avoir envoyé son
ouvrage à la Société des sciences du Cap - français, a cru devoir les joindre aux précédentes.

» qu'il serait à propos de le faire connaître plus par-
» ticulièrement dans les colonies. En conséquence,
» nous proposons de représenter au ministre de la
» marine, combien il serait utile de répandre au plu-
» tôt d'après la correspondance de la Compagnie, un
» supplément au projet d'instruction sur le tétanos,
» qu'elle a été chargée précédemment de rédiger ».

Au Louvre, le 15 juin 1792.

Signé : Doublet et Roussille, M. Desperrières,
absent, Chaméru.

Je certifie la présente copie conforme à l'original,
et au jugement de la Compagnie.

Signé, Vicq-d'Azir, *Secrétaire-perpétuel.*

Le mémoire ci-dessus, auquel avaient été ajoutées
quatre observations de tétanos, guéris en France,
joint à un deuxième mémoire et des observations sur
le rhumatisme essentiel; un troisième recueil d'observations, sur les fièvres de Saint-Domingue; et un
quatrième, sur les maladies épidémiques qui régnè-
rent à Chalon-sur-Saone, en l'an x et xi, furent com-
muniquées à la Société de médecine de l'école de Paris, en 1808. Sur le rapport qui en fut fait par messieurs Chaussier et Hallé, l'auteur, pour lors docteur
en médecine, fut nommé membre correspondant de
cette savante Société. Ce rapport s'étant perdu dans
les bureaux, M. Chèze ne peut donner que la copie
littérale de deux lettres à lui écrites par M. Thouret,
alors doyen de la faculté de médecine.

PREMIÈRE LETTRE.

Paris, le 6 avril 1810.

Le Doyen de la Faculté de médecine, etc.

A M. Chèze *, D. M. à Chalon - sur - Saone , correspondant de la Société de médecine de Paris.*

Monsieur et très-honoré confrère,

« Je m'empresse de vous informer que la Société
» de médecine de l'Ecole , vous a nommé dans sa der-
» nière séance , à l'une des places de ses correspon-
» dans. La Société, par cette nomination, a voulu
» vous témoigner l'estime qu'elle a pour votre per-
» sonne, et reconnaître le zèle avec lequel vous lui
» avez fait part de vos nombreux et utiles travaux.
» Elle compte avec confiance sur l'empressement que
» vous aurez de lui faire part des résultats ultérieurs
» de votre pratique et de vos observations.

» Je m'estime heureux d'avoir à vous annoncer cette
» élection ; et vous prie d'agréer l'assurance de la con-
» sidération distinguée avec laquelle j'ai l'honneur de
» vous saluer ».

Signé, Thouret.

SECONDE LETTRE.

Paris, le 3o avril 1810.

Le Doyen de la Faculté de médecine, etc.
A M. Chèze, etc.

Monsieur et cher Collègue,

« Je m'empresse de vous adresser le diplôme ci-joint
» de Correspondant, que la Société de médecine de
» l'Ecole, a arrêté dans sa dernière séance, de vous
» offrir comme un témoignage de son estime pour vos
» talens et vos travaux : en vous le transmettant, je
» me félicite d'avoir à vous exprimer tout le prix
» qu'elle attache aux relations qui vont s'établir entre
» elle et vous, et qu'elle ne négligera aucune occasion
» de cultiver.

» Agréez, monsieur et cher Confrère, l'assurance
» de la haute considération avec laquelle j'ai l'honneur
» de vous saluer.

Signé, THOURET.

Dans le bulletin de la Société de médecine de l'école
de Paris, N°. 7, 1812, on voit le rapport de M. Chaussier, sur un recueil d'observations envoyées par monsieur Chèze, médecin à Chalon-sur-Saone.

« Ces observations sont au nombre de trente, et
» présentent le précis des cas les plus remarquables
» qui, depuis quelques années, se sont offerts dans le
» cours de sa pratique. Elles sont relatives à différentes

» maladies. Dans la première, hémorragie nazale ;
» deuxième, troisième, quatrième, hémorragies uté-
» rines, hématémèse ; 6e., 7e., flux hémorroïdal ;
» 8e., 9e., 10e., 11e., 12e., hernies étranglées ; 13e.,
» 14e., 15e., 16e., rhumatismes ; ensuite croupp,
» apoplexie ; hydropisie etc. La 30e., empoisonne-
» ment par les champignons. Dans la 28e., intitulée,
» cachexie vermineuse (pédiculaire), il est question
» d'un homme âgé de 63 ans, d'un tempérament sec
» et bilieux qui, depuis 15 ans, était attaqué d'un
» priapisme, avec démangeaison très-incommode aux
» parties génitales ; et par fois, accompagné pendant
» le sommeil, de grincemens de dents et de mouve-
» mens spasmodiques aux jambes. Quelques médecins
» considérant cette affection comme de nature pso-
» rique, avaient prescrit une tisane de bardanne, qui
» ne fit qu'augmenter l'incommodité, et amener une
» insomnie complette, un érétisme général, avec fiè-
» vre lente ; et comme la peau des parties génitales
» était couverte d'un enduit sébacée épais et desséché,
» M. Chèze prescrivit l'usage des bains. Dès le second,
» il parut sur la peau des parties génitales, une érup-
» tion de boutons miliaires (non de couleur rouge),
» brunâtres ; et le lendemain, on vit éclore, dit l'au-
» teur, une quantité de *pediculus ferox pubis*, dont
» la moitié qui était visible à l'œil nu, fut extraite dans
» la journée, après une friction faite avec la pommade
» mercurielle ; et le restant fut détruit les jours sui-
» vans, par les mêmes moyens. Les bains furent con-
» tinués pendant quelques jours, et dissipèrent tota-
» lement le principe de la maladie. L'année suivante,
» quelques symptômes avant-coureurs de cette indis-

» position , s'étant manifestés , je conseillai , dit l'Au-
» teur , des bains de propreté qui en détruisirent la
» source. Il s'est écoulé cinq ans depuis cette époque;
» et M.... est guéri du prurit, du priapisme , du grin-
» cement de dents , et des mouvemens spasmodiques
» qu'il éprouvait auparavant. (Aujourd'hui vingt-huit
» mars 1825 , M.... âgé de 82 ans , se porte toujours
» très-bien). Dans la 29ᵉ. observation , intitulée oph-
» talmie vermineuse (pédiculaire), il est question
» d'une dame attaquée d'une ophtalmie, avec gonfle-
» ment des paupières , que l'on traitait inutilement ,
» par l'usage des bains de pied , des collyres , et au-
» tres moyens indiqués. L'opiniâtreté de la maladie
» engagea M. Chèze , à examiner les paupières avec
» une loupe, et il trouva à la base de chaque cil , un
» et même plusieurs poux (*pediculus ferox pubis*).
» Il porta aussitôt, avec l'extrémité d'un stylet , un
» peu de pommade mercurielle sur le bord des pau-
» pières ; ce qui ayant été exécuté plusieurs fois pen-
» dant deux jours , détruisit les insectes , et consé-
» quemment la maladie qui n'était que symptomati-
» que ». M. Montaigre se trouvant à la séance , lorsque
M. Chaussier fit son rapport, fit un extrait de ces deux
observations , et les inséra dans sa gazette de santé.

Ayant communiqué à la Société de médecine de
Lyon , mon mémoire sur le tétanos des Antilles, et un
sur le rhumatisme-aigu essentiel, je vais extraire quelques passages des deux rapports qui en ont été faits
par M. Brachet, l'un de ses membres distingués , en
commençant par le tétanos. Ils me sont parvenus en
novembre 1824.

PREMIER RAPPORT.

« Rien ne prévient plus en faveur d'un ouvrage, que
» lorsque l'auteur commence par vous dire, j'ai vu...
» C'est dans la classe des ouvrages pratiques, que doit
» être compris le mémoire de M. Chèze, etc. etc.

CONCLUSION.

» Le mémoire de M. Chèze, n'est point un traité
» complet du tétanos; mais l'auteur ne s'était point
» proposé ce but : il voulait vous faire part des succès
» qu'il avait obtenus des fumigations avec le camphre
» (j'ajouterai les frictions avec un liniment camphré).
» Ses succès sont brillans, et prouvent en faveur de
» sa méthode. Souhaitons qu'entre les mains de nos
» habiles chirurgiens, elle procure les mêmes résul-
» tats qu'entre les siennes; et si mes vœux sont accom-
» plis, je ne crains point de dire : M. Chèze aura rendu
» un service éminent à l'art de guérir et à l'humanité.
» Je pense, Messieurs, que non-seulement, vous ac-
» corderez des remercîmens bien mérités à M. Chèze;
» mais que vous ne dédaignerez pas d'inscrire au nom-
» bre de vos associés correspondans, un praticien es-
» timable qui, par son zèle et son amour pour la
» science, honore sa profession, et justifiera la fa-
» veur que vous lui aurez accordée ».

Signé, BRACHET.

SECOND RAPPORT, *par le même Médecin, sur le rhu-matisme-essentiel aigu.*

« Le mémoire de M. Chèze, sur lequel vous m'avez
» chargé de vous faire un rapport, est un travail déjà
» ancien, puisque l'auteur en avait fait hommage à la
» Société de médecine de Paris; mais il vous le pré-
» sente encore d'après de nouveaux faits, et par con-
» séquent plus complet.

» L'auteur, que vous comptez au nombre de vos
» membres correspondans, commence par démontrer
» l'utilité de l'analogie dans bien des maladies, afin
» d'arriver au but le plus satisfaisant; et de suite, il
» établit que c'est par elle, qu'il a été conduit à recon-
» naître dans le rhumatisme, l'analogie au tétanos des
» îles, l'efficacité du camphre, si utile dans cette
» dernière maladie.

» Le rhumatisme aigu, dit-il, a beaucoup de rap-
» port avec le tétanos des îles; en effet, les causes,
» le siége, les symptômes, la marche, la terminaison,
» sont à-peu-près les mêmes.

» 1°. Les causes. Les suppressions de transpirations,
» sont des causes communes;

» 2°. Le siége. Les muscles sont également le siége
» du tétanos et du rhumatisme;

» 3°. Les symptômes. Il y a dans l'une et l'autre
» maladie, douleur, tension, fièvre, et impossibilité
» d'exécuter des mouvemens; souvent aussi, il existe
» des spasmes;

» 4°. La marche. Dans les deux cas, on voit des pa-
» roxismes et des rémissions;

» 5°. La terminaison. Ces deux affections se termi-
» nent par resolution , du 5e. au 10e. jour. S'il est des
» rhumatismes qui se terminent par suppuration , j'ai
» vu aussi des tétanos affecter la même terminaison ;

  » 6°. Le traitement. Dans le tétanos, j'avais obtenu
» les plus grands succès du camphre en fumigation et
» en frictions ; je n'ai pas eu à me féliciter moins , de
» l'emploi de ces moyens, dans le rhumatisme , etc.
» Suivent 32 observations , toutes fort intéressantes ;
» elles ont été recueillies sur des sujets de tout âge et
» de tout sexe...... La comparaison du rhumatisme
» avec le tétanos des îles , est une idée neuve apparte-
» nant tout - entière à M. Chèze.... etc. Je puis , en
» quelque sorte , appuyer de mon expérience , l'ex-
» périence de notre correspondant ; depuis long-tems,
» je mets en usage, dans le cas de rhumatisme , des
» fumigations avec le benjoin , que je fais pratiquer
» et renouveler dans le lit du malade , deux et trois
» fois par jour ; j'ai retiré de ce procédé , analogue à
» celui de M. Chèze , les plus grands avantages ; mais,
» j'avoue qu'ils n'ont pas toujours été aussi prompts ni
» aussi sûrs que ceux de cet estimable praticien ; et
» que , sous ce rapport , sa méthode mérite beaucoup
» la préférence, etc.

CONCLUSION.

  » Malgré les perfections des appareils de M. Rapou,
» dans bien des cas , vous trouverez dans les fumiga-
» tions avec le camphre , des ressources que vous ne
» pourriez vous procurer par les bains par encaisse-
» ment ; puisqu'ils ne se transportent point chez les

» malades; et que bien des fois, vous avez éprouvé le
» regret de ne pouvoir laisser sortir le malade, soit à
» cause de la violence de ses douleurs, soit à cause
» d'une température trop rigoureuse. Ne fût-ce que
» sons ce rapport pratique, M. Chèze aurait rendu un
» service marqué à l'art de guérir, et le recommande-
» rait à l'estime de tous les amis de l'humanité; et je
» pense que la Société s'empressera de lui témoigner
» sa satisfaction pour le mémoire qu'il lui a envoyé ».

Signé, BRACHET.

RAPPORT *fait à l'Académie de Dijon, du Mémoire et
des observations sur le tétanos, communiqués par
M. Chèze.*

Dans la séance publique de cette savante Compagnie,
du 23 août 1823, M. Durande, président, rend un
compte succinct de l'ouvrage cité, de la manière suivante :

« La Société donne également des éloges au travail
» que lui a fait parvenir M. Chèze, docteur médecin
» à Chalon-sur-Saone, sur le tétanos américain, sur
» cette maladie dont la cause et le traitement semblent
» couverts d'un voile impénétrable. Cet ouvrage se
» distingue par de judicieuses observations que lui
» a fournies sa pratique aux Antilles et sous le ciel
» d'Haïti. Leur exposé donne à croire que le passage
» subit du chaud au froid, est une des causes les plus
» fréquentes de cette maladie; et qu'au milieu des
» convulsions affreuses qui en sont le véritable type,
» on peut espérer quelques succès du camphre en fric-

» tions (encore mieux en fumigations) ; c'est tout ce
» que cet écrit renferme de neuf. Mais on ne doit pas
» en être étonné, lorsqu'on se rappelle que plusieurs
» Sociétés savantes ont proposé pour sujet de prix, la
» cause et le traitement de cette maladie ; et que des
» hommes d'un mérite distingué se sont disputé la pal-
» me de la victoire, sans pouvoir l'obtenir ».

Dans la séance publique de la même Académie, du
20 août 1825, M. Salgues, rapporteur des ouvrages
sur la science médicale, envoyés à la Société depuis
l'année 1823, ce médecin mentionne, 1°. trente-une
observations sur différens sujets de médecine et de chirurgie, envoyés par M. Chèze :

1°. Hémorragie nazale, symptôme d'affection scorbutique ;

2°. Trois cas de pertes utérines ;

3°. Carie aux vertèbres lombaires, de cause véné-
rienne ;

4°. Flux hémorroïdal excessif, causé par des brides
au canal de l'urètre, et guéri par les bougies et pilules
de Daran ;

5°. Ulcère à la matrice guéri en six semaines par
les pilules de Goulard ;

6°. Six observations de hernies étranglées, guéries
par un cataplasme fait avec une décoction de séné et
de camomille, et de la mie de pain ;

7°. Fièvre adynamique compliquée d'affection téta-
nique, guérie par le camphre ;

8°. Deux esquinancies malignes ;

9°. Deux observations de croup, terminées heureusement ;

10°. Deux observations sur l'apoplexie, heureusement terminées;

11°. Dépôt laiteux considérable, accompagné d'accident, terminé heureusement ;

12°. Hydropisie, suite de couches, terminée heureusement ;

13. Péritonite, suite de couches, accompagnée d'a-
dynamie; même résultat ;

14°. Sous les titres de cachexie vermineuse et d'ophtalmie vermineuse (pédiculaire), M. Chèze donne le ré-
cit d'accident occasionné par la présence d'un insecte
fort dégoûtant (*pediculus pubis*), etc. guéri par des
frictions (locales) de pommade mercurielle, et des
bains domestiques ;

15°. Empoisonnement par des champignons, où se
trouvait la fausse oronge;

16°. Espèce d'asphyxie causée par le froid, guérie
par la réunion de plusieurs moyens, etc. Voyez les
rapports précités, depuis la page 73 jusqu'à la 78.

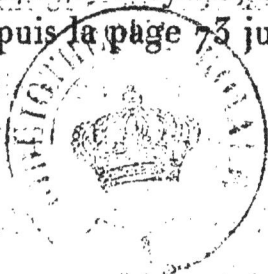

www.ingramcontent.com/pod-product-compliance
Lightning Source LLC
Chambersburg PA
CBHW050612210326
41521CB00008B/1221